# 上海辭書出版社圖書館藏中醫稿抄本叢刊

段逸山◎主編

第十五册

·凌臨靈方
·凌臨靈方二輯
·青霞醫案
·也是山人醫案

上海辭書出版社

# 凌臨靈方

# 凌臨靈方

《凌臨靈方》不分卷，孤抄本，一册。清凌奂著。凌奂，生平見本叢刊《本草害利》提要。《凌臨靈方》爲凌奂醫案類著作，收入《三三醫書》中。今見本書首葉鈐裘吉生藏書印，有裘氏題款并校勘痕迹，當是《三三醫書》所用底本。《三三醫書》于是書前有《提要》，稱『此本爲裘君吉生托沈仲圭君録藏』。本叢刊《凌臨靈方二輯》有沈仲圭一九二四年序，則此本抄寫年代即爲一九二四年稍前。沈仲圭（一九〇一—一九八七），杭州人，近代名醫、中醫教育家，曾任上海中醫專門學校、上海中國醫學院等校教職。沈氏師從王香岩，爲凌奂再傳弟子，故得以抄録其書。是書高二十七厘米、寬十五點八厘米，版框高十九點五厘米、寬十四厘米，四周雙邊，白口，單魚尾，半葉十行，爲裘吉生藏抄本用紙。卷首有『紹興裘氏』『讀有用書樓藏書之章』『中華書局圖書館藏書』印，據之可考是書流傳概略。

吴古年曾號爲『浙西三大家』之一，診病尚《内經》《傷寒》，凌奂師之，臨診有其風，又兼家學淵源，較吴氏有發展。今觀其醫案，古方、時方并用，且能臨症剪裁，不拘成法，不愧爲一代名醫。《凌臨靈方》出版後，頗有影響，名醫張錫純曾評曰：『《凌臨靈方》一書，其談理透徹，仿佛香岩；其藥玄妙，仿佛潛齋。折衷經義，而不盡用經方。即選用經方，亦必因證化裁，與病機息息相赴。名爲《靈方》，可謂名實相符矣。』

（于業禮）

# 目録

風溫夾食

# 凌臨靈方

凌曉五先生著　　　　吳興吉生裘慶元校刊

某左

風溫外襲，肺氣不宣，加以食滯壅遏，痧氣卧疫化熱，發熱頭痛，欬嗽嘔惡，眠食欠安，脉弦滑而數，胎中白尖紅，防發風疹，先宜疏肺。

羚角片　嫩薄荷　純鈎　鮮竹茹　焦查肉

連翹　金蟬衣　白杏仁　銀花露

牛蒡　橘紅　象貝　川一金

吳官（五月）

时瘖

湿温

时瘖未得宣達皆由風温束肺為患脉滑而数治宜辛凉宣解
羚角片　薄荷　純嫩鈎　麦芽　银花露
連翹　蟬衣　通艸　芦根
牛蒡　丹皮　象貝　竹茹

程（胃）
湿温时邪扰于陽明頭痛鼻眩身熱煩渴筋骨痠楚暮夜神昏譫語大便挟熱溏泄小便短赤脉弦滑数治宜清解
羚角片　薄荷梗　丹皮　益元散　牛黄清心丸乙顆
連翹　川一金　象貝　银花露
牛蒡　鮮斛　竹茹　車前子

暑風
並疹
暑濕

長兄（六月）

感受暑風，扰于肺胃，吐瀉交作，脘悶煩渴，身熱無休，肌膚已現風疹，未得宣達，神煩不寐，全無汗出，脉弦滑數，胎黃糙，治宜辛涼宣解

羚角片　蘇薄荷　青蒿子　鮮竹茹　万氏清心丸
連翹　川一金　純鈎　車前艸
牛蒡　鮮斛　象貝　銀花露

沾水〻

暑風襲濕互扰陽明，升降不和，宿熱未徹，脘悶頭疼，口干溺少，脉弦滑數，胎黃膩，惟恐汗出不徹，轉受白痦之弊，治宜清解一法

白痦

連翹　川斛　赤苓　郁金　銀花露

佩蘭叶　青蒿子　益元散　雙鉤

牛蒡　地骨皮　杏仁　竹茹

伏暑蒸化白痦未得宣達或可加（照前方）

羚角片　穭豆衣　車前艸　象貝　通艸

頭痛甚者加薄荷數分

發汗加橘紅　淡豆豉

脘悶加川朴　廣皮白

沈老衡（三十三歲）　大胖子　七月十六日

暑濕熱邪抗于陽明体質多濕多痰痰熱阻其氣機升降不宣神煩

脘悶骨節煩疼，舌絳苔燥，紅疹已透未得宣達，脉弦數，右寸關尤浮

滑，治宜清解

局方紫雪丹　連翹　鮮扁斛　真川連　車前草

牛黃清心丸　牛蒡　丹皮　益元散　蘆根

羚角片　佩蘭叶　鈎鈎　鮮竹瀝　鮮石菖根打搗汁和冲

按痧疹已透，尚未宣達，如營刺平塌者，係爲疹子透而出差冒

風邪隱伏內陷者危，係爲疹子回肚是也

又按痧疹有刺者佳，無刺平而起者危

又按滄濕之川貝不能開，若是補肺也，所謂昭蟲者，乃蜀道之貝母也

又春　再診原方一帖

又十八、十九日 去紫雪丹加川連
又二十日 証疹已隱，查進解肺胃痰熱未清，肝胃氣滯不和，時有漱熱，脘悶
支撑，神疲嗜卧，口苦溺赤，脉小弦數，胎黄膩，治宜清肅上中
佐以平肝
元參　佩蘭叶　杏仁　黑梔　車前草
連翹　鮮斛　真川貝　銀花露
牛蒡　丹皮　金石斛　益元散
又廿二日 陽明遺濕未清，心脾尚有餘熱，肝胃不和，口干喉痰，腰酸頭眩，支撑
大便解下矢堅黑，小溲短赤而澁且痛，脉弦小數，胎光紅，治宜
清解為法

## 紅疹

元參　青蒿　生穀芽　宋半夏（象貝三錢）　車前草（煎湯代水）　又

連翹　鮮斛　新會皮　佩蘭葉

童木通（真西珀三分同灯心研同拌）　益元散　丹皮　姜汁山梔

祝阿大（七月）　宋行[illegible]子

紅疹由燥邪透達肺胃，痰火有餘，壯熱脘悶，神煩口渴，脈弦滑數，治宜清解陽明。附方請正。

牛黃清心丸　連翹　丹皮　竹瀝（鮮細石菖根姜搗汁和冲）　芦根

紫雪丹　牛蒡　純嫩鈎　貝母

羚角片　青蒿　鮮斛　車前草

按犀角解透少陰陽明之邪，疹痞當為要藥。○牛黃清心丸清

## 紫斑

心包之疫火爲害证相宜若疹瘄家死者長也

萬 右

陽明血熱遍身發紫斑牙齦出血不止大便不爽小便赤身疫內熱脈弦洪數治宜清解陽明以搜伏邪爲法

元參　大青　人中黃 以二金　天竹葉

犀角尖　丹皮　連翹　黑荊芥

鮮生地　赤芍　淨銀花　天蟲

按青腿牙疳治宜從此方加馬乳馬腦飲之即愈此症詳外科金鑑吳醫彙講參看

曹 十七歲 二月廿四

春溫逆

入心包

伏暑

春溫化斑隱約不達疫火自肺胃逆入心營熱傷津液神昏譫語手

指掣搐唇焦燥裂出血苔焦燥邊紅脈弦滑數並見以脈參證

慎防痙厥內閉之憂擬清解為法以候高明酌奪

台參鬚　牛蒡　丹皮　石決明（青鹽五分拌打）　竹瀝（鮮石菖汁一茶匙和沖）

烏犀角　川一金　雙鉤　人中黃　銀花露

翹心　鮮地　赤芍　珠黃散（西珀三分研同沖入）

游左　蔣杏泉診　八月

伏暑內發新涼外束自肺胃干及少陽先起寒熱作渴繼則壯熱

神糊煩渴引飲胸脘懊憹脈來弦數而滑兩尺偏大兩關短

數苔黃膩而灰厥逆兩目悶瞀便溏瀉少以脈參證惟恐邪蘊

五

伏暑
内闭

不達致上厥下脘之交和以操陽明宣解一法是否即祈附方即請

高明酌正

羚角片　葛根　川一金　紫雪丹三分冲　竹茹

連翹　製川朴　通草　銀花露

藿梗（梗）　新会皮　益元散　車前草

服、剂白痞红疹即透紫雪丹易金斛

金案依看米园高業　年五十六岁　八月

伏暑内闭治之飛易先以烏梅擦牙待牙関一開即進至宝丹乙顆

菖蒲湯下

羚角片　川一金　竹瀝鮮石菖根和冲　益元散

熱入
營分

連翹　丹皮　石決明　車前草
牛蒡　純嫩鈎　陳胆星　小玉金丹一顆

又次日
灌藥後而内閉即開，神色時有不清，仍宗前法，照原方去玉金
丹，竹瀝加牛黄清心丸竹葉

鐵士先
煩出手心，躁出手臂，熱邪深入，榮分津液被奪，壯熱口渴煩躁
不安，惟恐熱邪從營分逆于心主宫城，激動肝風，致有痙
厥之变。脉弦滑數，治宜清解爲法，冀其轉机，附方候正
元參　蒡藥　純鈎　鮮生地（石菖汁同冲）鮮竹瀝　牛黄清心丸

熱入厥陰

連翹　川一金　石决明　車前草

羚角片　丹皮　京胆星　紫雪丹

喻　年十五歲　七月十日

病經旬餘熱傷營陰是温熱邪深入厥陰内熱煩渴體力疲憊眩暈昏黑四支厥逆附有微熱肌膚嘗有白痦未得宣達風動痙厥慎防厥脫之變脉弦滑數按之無力神氣治宜清心滌痰平肝宣竅附方請正

玫瑰花三朵全蠍沖

台參鬚　純嫩鈎　青蒿子　竹瀝　牛黄清心丸

真滁菊　石决明　川一金　胆星

真川連三分。按方中有胆星牛黄川連可勿用也

丹皮　硃茯神　薄荷　益元散

此舌黃糙遺邪尚未清淨參麥滯膩用宜斟量見症不饑不納膩補更宜加意審辨為重

熱邪消爍津液

又 次日

厥逆已平喘汗已止而肺津胃液已被熱邪劫耗潮熱未退大便挾熱旁流左脇痞痛拒按神疲支倦不饑不納脉虚數近弦苔黃糙治宜泄清以撤餘邪退須節食避風而防食復另張錄方證

台參鬚（玫瑰花三朵同燉冲） 東白芍 青蒿子 車前草 小青皮

連心麥冬 左牡蠣 丹皮 生谷芽

金扁石斛 淡鱉甲 純嫩鈎 硃茯神

按上方及此方即復脉之變方也

某 七月

稚年陰虚感受暑熱熱邪蘊留陽明加以風食擾動始起於瘧

惡寒煩渴嘔惡繼則身熱脘悶熱甚神昏肌膚曾現紅疹白痦漸次透達病經一月之久肺津與胃液已被熱邪消爍前治一派宣法遂致陰分日耗一日譫語奪汗則營血也今診脉象弦滑虛數按之弱少神韻唇焦口燥以脉參証再延恐有喘脫之虞姑擬扶正化邪冀其轉机附方請高明酌正

台參鬚（玫瑰花三朵同燉冲） 天花粉 石決明 真川貝 珠黃散

大連心麥冬 鮮金斛 硃茯神 竹瀝（菖蒲汁一茶匙同冲）

鮮生地 丹皮 連翹 益元散（真西珀三分研同冲）

送 因前治進滋膩收澀之品擬用花露以滌腸胃

銀花露 青蒿露 佛手露 玫瑰露 鮮穀子露 杷葉露

陰虛
陽浮

按此即甘露飲法

葉左 七月十三日灯下

二年前曾經吐血，火升欬嗽，由來日久，陰虛易浮，又喻不知入夜以來感受暑濕熱邪，胃易於扰動，肝易激熱，來時於火妄動，遺精走洩，小便短赤，口渴神煩，前醫竟作溫熱論治，甚致至服戊角戊鮮至雪至至之類，津液從此暴脫，唇灰燥裂，舌起白屑，大便泄痢不止，內熱而飲不鮮渴，脉細如恐將有喘脫之虞。勉擬壯水之主以制陽光法，然鞭長莫及矣。附方請高明酌奪。

台參鬚（玫瑰花三朵同煎冲）　女貞子　鱉甲（童便炙）　炒秫米　車前草

陰斑

麦冬(米炒) 東白芍 青蒿(童便炙) 鮮蓮子

霍石斛 左牡蠣 生熟谷芽(各) 半貝丸

又 曹辰診

大便已結，内熱亦減，精神漸旺，而胸脅痛楚，脘窒少納，眩暈譫疲，此陰虛也。脈尚濡小而數，兩関近弦，舌邊微紅，中後白膩已退而微黄。治從前法，畧為損益，附方請政。

台参鬚 左牡蠣 地骨皮 生谷芽 車前草

金扁斛 護必甲 硃茯神 生米仁

東白芍 陳青蒿 真川貝 鮮蓮子

某 初平診

春分節後肝木犯中乘脾則瀉犯胃則嘔病起夜半肢厥
脉伏喘汗發斑慎防閉脫之變勉擬附子理中為法或可挽
回陽一法請
高明酌政

方
炙黄芪（五錢 鹽水炒）　别直參
左牡蠣（鹽附五分同杵去附入藥）　宣木瓜
生仙居术　淡干姜　新會皮
清炙甘草　左金丸三分拌入煎東白芍　硃茯神

復診
昨擬進人參附子回陽法（易）今吐瀉已止知飢能納微有嘔惡眩暈正氣
雖已克復而肝胃之氣尚未和也脉形緩弱右寸兩關重按見

伏暑
夾食

弦治拟西和厥陰易明法还須节食避风而使反复附方庚政

高麗別直參　左金丸三分拌杭白芍　嫩鈎　澤瀉

米炒大麥冬　廣皮　石決明　生熟穀芽另煎代水

原株金斛　半夏粬　硃茯神

龔左　十九歲　九月四日

伏暑內發新涼外束加以食滯壅遏府氣升降不和吐瀉交作脘悶渴甚且厥逆不省人事支厥脉伏喘汗不止舌苔白膩脉參症慎防厥脱之虞勉拟參附桂枝甘草龍骨牡蠣出入為法然恐鞭長莫及矣附方請
高明酌奪

## 霍亂

台參須　鹿角　東白芍（左金丸二錢同打）　天生朮五分

左牡蠣（熟附片五分，本一錢，去附入煎）　嫩桂枝五分　炙甘草　硃茯神

戈製半夏五分　來復丹五分　新會皮

鄭　六月旹

暑邪濕食阻滯陽明三焦氣滯不和脘悶支撐痞塞腹中絞痛嘔吐泄瀉名曰霍亂徒則身熱憎寒口苦溺少轉防瘧痢兩端脈弦滑數舌苔黃膩治擬正氣法加減

生米仁　新會皮　丹皮　赤苓　車前草

廣藿梗　半夏粬　炒嫩鈎　赤豬苓

製小朴　青蒿　建神粬　澤瀉

霍乱

遺溼

施左　五月

實是暑穢濕互擾陽明清濁升降混淆霍然吐瀉交作脉形沉弦

而滑治宜和中為先

生米仁　老木瓜（左金丸二錢合拌）　查炭　木猪苓　青荷梗

廣藿香　生半夏粬　六神粬　澤瀉

製中朴　新会皮　赤苓　車前草

徐

霍乱轉筋治之非易（照施氏方加木瓜鈎藤）

顏　八月

瘧後遺濕未清脾胃不和脉象弦數治宜調理

生米仁　新会皮　綿杜仲　川斛　車前草

## 風斑

佩蘭叶　宋半夏　川萆薢　生谷芽

赤苓　川斷肉　澤瀉　鮮佛手

凌　五月

脾欠健運濕熱留着陽明現值太陰濕土司氣又加風邪擾動風濕客于皮膚汗出不撤致成風斑搔癢異常經謂汗出見濕乃生痤疿痤即風斑也脉弦数治宜調理佐祛風濕

豨薟草　新會皮　丹皮　連翹　帶皮苓

生葛根　宋半夏　川萆薢　净銀花

蟬衣　東白芍　晚蚕沙　菉豆衣

寒水襲肺

內燥

某 七月廿四日 和平診

夏秋暑氣發洩皮毛疏豁偶逢暴雨寒〻水之〻氣內襲太陰
欬逆痰稠遷延日久邪鬱化火上升痰〻青咽痛是寒之屬也
脈右寸滑近弦痛在左脇不瞶〻乎竟從肝膽主治耶
擬從麻杏甘石湯法加味度中肯綮

水炙麻黃　炒兜鈴　炙紫菀　白茯苓
白杏仁　清炙草　廣橘紅　冬瓜子
水粉水〻石膏　旋覆花　絲瓜絡

高右 八月十五日

體質陰虛水不涵木肝胆氣火偏旺木火凌金肺失清肅時

金燥金司氣加以秋燥風邪乘虛襲入風燥於肺金受火刑欬嗽見紅咯痰色青胸脇引痛乍寒乍熱內熱為甚今但燥欬烘熱汗溢明是陰虛易浮之徵脈濡小數右寸關獨大於諸部舌苔光紅中後微有黃胎以脈參證恐其陽絡血溢現近霜降節候慎防加劇謹擬喻氏清燥救肺之義為法冀其退机附方請

政

西洋參　杷叶　炙甘草　冰糖炒石膏　玫瑰花

蓮心麦冬　真川貝　陳阿膠　鳥血另送服錢

北杏仁　火麻仁　桑白皮　經霜桑葉

# 冬温疫火

笑山兄　十一月

冬温挾邪自肺胃扰動肝易疫飲加以食滞壅遏府氣时降不和始起寒热后渐見肢眩暈骨節烦疼口干嘔惡继则身热勢休欬嗆濁痰神疲嗜卧氣逆脘悶时有譫語良由痰热自肺胃干心主宫城心經受其客热清明主气為邪濁所蒙也按脉弦滑数並見左小弦数舌胎黄糙上腭滞膩濁痰犯白屑也現届冬至大節平素操勞心营自虚以脉参症為論痰气顺利邪热减退即是转机否則慎防喘脱之虞姑拟清心滌痰平肝降气一则附方請政

西洋参　牛黄　竹瀝　菖蒲汁和匀同冲

暑風
化瘧

羚角　川鬱金　白蒺藜
連翹　旋覆花　牛黃清心丸
按此方本有杏仁川貝丹皮青黛石決明霍斛江通草
以其繁襍故不錄也
慶　任
暑風化瘧寒熱交作於肝脘悶氣結不舒脈弦滑數治宜
疏解
連翹　川鬱金　建神曲　益元散
廣藿香　青蒿子　新会皮　青荷梗
白杏仁　地骨皮　半貝丸　鮮佛手

陰瘧

吾師云寒濕瘧日日作以藿香正氣散為主

無汗加蘇梗豆豉杏仁

寒多加草蔻生姜

熱多加青蒿地骨皮

腹脹加枳實大腹絨

又云不可用扁豆用之必復發也

愚見此正瘧者宜當詳攷金匱論治條柴胡湯為法又不可廢也亦不可拘虜是之前柴胡不可用

阮左九月八日　一

庚秋是濕留伏陽明邪加新涼擾動邪自脾胃干及少陽

寒熱間日而作咳嗽痰稠四支疲倦便閉溺赤口苦脘悶皆
由此致脈弦滑數舌苔黃膩陰虛體質治宜清解
鱉血炒柴胡 知母 金斛 茯苓
炙鱉甲（前柴胡芳必血拌炒故用此） 地骨皮 杏仁 路路通
青蒿子 炙條芩 半貝丸 車前草
又
邇有溏泄胃納反醒眩暈肢倦口苦溺赤此陰虛留濕未清
脈小弦數治宜清理
元參 新會皮 鮮佛手 車前草
佩蘭葉 宋半夏 地骨皮 生穀芽

金斛　青蒿子　澤瀉　鮮糯稻叶

沈太太　辛丑歲六月廿四日

肝火太过胃降不及平素操勞肝胃兩虚肝胆气火偏旺气滞不和又加感受暑风自肺胃扰動肝陽肝胃氣失通調脘痛腸脹身熱煩渴口干嘔吐骨節煩疼眠食反安内經謂陰氣先傷陽气獨發瘧自陰來名謂之瘅瘧又云厥陰之爲病苦寒熱是也脉弦滑數兼見尺部濡數舌苔黄糙少潤脉證互參切忌懷怒怒則氣逆陽升防有肝厥之虞治宜清解暑熱兩和肝胃法兼參退机易紙錄方請　正

肝胃

連翹 青蒿 杭白芍 川一金 車前草

銀花露 地骨皮 硃茯神 玫瑰花

鮮金斛 淡必甲 純嫩鈎 舊橘紅

陳少雲 五叁歲 南潯 三月古

肝陰素本不足肝胆气火偏旺操勞動肝肝木與心火相為煽動肝與胃藏府相对一勝一負肝善升而胃少降激動肝中濕濁痰飲加以食滯壅遏府气抟起宕宕熱脘悶継則左脇引痛欬嗽身熱骨疼煩躁大便秘结此病本在肝胃而標在肺經所謂厥陰之為病苔宕宕熱是也脉气六陽按左弦數而濡右寸関弦滑數並見舌苔黃膩尖邊紅

癉瘧 一

治宜清熱豁痰平肝降氣附方請 高明政之

西秦艽　青蒿子　赤苓　玫瑰花二分拌末再研極細分冲

淡鱉甲　地骨皮　方通草　東白芍　平貝丸

銀胡　生扁斛　絲瓜絡　奇楠香

孟右 六月

陰氣先傷易氣獨發瘧自降来不但熱無寒名之癉瘧脈

弦數治宜銀胡清骨飲

炒河子　知母　粉丹皮　硃茯神

銀胡　青蒿子　純嫩鈎　青荷梗

淡鱉甲　地骨皮　玫瑰花

氣虛下陷

泄瀉

某　勞倦內傷久瀉不已脉弦數而濡治宜補中益氣

真防黨　鹽炒柴胡　東白芍　白云苓

炙冬朮　炙黑升麻　淡必甲　清炙甘草

嫩綿芪　新會陳皮　何首烏　生姜汁炒薏仁

陳肖

某　暑濕互抗陽明又加冷果傷脾之胃不和腸鳴泄瀉次數甚多脘悶腹脹口苦溺赤脉右弦滑治宜和中導滞

生米仁　扁豆衣　半夏粬　白蔻仁　車前草

製小朴　煨木香（左金丸五分拌）　赤苓　建六粬

廣藿香　新會皮　木猪苓　澤瀉

泄瀉

或用胃苓湯（原方）加減

施　大便溏泄已稀，神色頗潤，肌肉漸生，脾胃元氣未復，

主徵脉形弦緩，治宜調中。

參苓白朮原方一

景岳五德煎、四神丸，皆可用之。

白積

程左　六月

寒暑濕食互抗陽明，寒熱似漸漸，無汗，淺邪隱欲痢，痢下白積，更衣腹痛後重，脉弦滑而濡，舌苔黄膩，治宜和中導滯。

生米仁　炒青皮（左金丸五分拌）煨木香　車前草　澤瀉

廣藿香　陳皮　木猪苓　赤苓

暑溫
內陷

製小朴　查炭　半夏曲
或可用枳殼大腹皮以疏洩之
或加白蔻煨薑以溫之
按赤白痢初起宜此法即胃苓合香連之變方也以米
仁代朮車前代桂通陽勝三味合之即五苓散也

葛曲巷口
瘧痢交作此由邪陷少陽之明哭手握鮮站致脈象弦數語
宜疏解
細柴胡　香連丸　車前草　鮮蘇叶　查炭
葛根　製小朴　青蒿子　赤苓

濕火
紅積

淡条苓　新会皮　一銀花　半夏粬

卓順兄　去稽九七月

暑濕侵脾下痢紅積更衣腹痛後重乍寒乍熱脈弦

滑數宜清解為明

煨葛根　煨木香　青蒿子　木猪苓

〃条苓　枳殼　〃丹皮　青荷梗

〃川連　查炭　一銀花　或用白槿花

或用白頭翁湯

或用淡苓元明粉錫三五分拌〃

葉左　五十歲　七月兩日

赤白積
烟漏

暑濕侵脾下痢赤白相雜晝夜無度更衣腹痛後
重脉小弦數治宜泄木和平
生白朮　赤白芍　建麦粬　丹皮　青荷蒂
枳實　煨木香　查炭　赤白苓
条芩　新會皮　青蒿子　白槿花
易峯兄　肯
吸烟之体胃氣爲茶氣並虛之后秋暑濕蘊留陽明太
陰脾經失運化之权加以食滯壅遏疳氣轉化敗
濁下痢麥色更衣裡急後重晝夜登圊數十次
之多古謂痢積稱滯下是也前醫謂受烟体進

噤口痢
脫肛

藥味辛燥而氣火之勢益劇矣以裡急更甚今診脈象左右三部弦數並見舌苔光紅根後黃膩以脈參症正虛邪實難治矣擬扶和宣氣導滯利濕清熱，列附方以俟高明酌政

生米仁　廣木香　紫厚朴　澤瀉　連蒂青荷葉包　焦鍋巴五錢

佩蘭葉　フ枳殼　半夏麴　車前草

雲苓　大腹絨　赤白芍　青橘葉二分　控末每研極細另沖

陳五　癸七月

痢經一月赤白相雜裡急後重數方一派攻伐遂致肝脾營液受傷腸胃脂膏殆盡氣虛下陷園

休息痢

时後重脱肛眼眶内陷神烦全不思食延成噤口
重症慎防汗喘虚脱之变脉虚数近弦舌苔光
红姑拟人参石莲饮为法冀其转机附方请正
台参须（鲜佛手露、青蒿露各一两代水煨冲）　江枳壳　地榆炭　泽泻　红白扁豆花（各十五朵焙研分冲）
石莲肉　（陈壁土炒）东白芍　（真川连拌）煨木香　车前草
（陈壁土炒）真野术　（藕粉炒珠）真陈阿胶　（辰砂拌）抱木神　（煨包入煎）陈年糕片

罗左
脾肾双虚已成休息痢之候由来半载之久吸烟之体迁延既
宜顾脾胃气尚难不致受困脉双弦而濡拟宗缪仲淳法
缪氏脾肾双补丸（另）

飧泄

脫肛

腸紅

每日清晨午後空心青鹽湯送下三錢

如係積年葛花解酲湯主之

黃三和

係寒中虛飧泄不已補中益氣湯主之

胃苓湯法亦主之

潘左 二月

久痢脫肛當宗東垣補中益氣法

某

腸紅三載淋瀝不已肝脾營分受傷從歸脾湯法

倪 冬月

# 痔

痔漏
脫肛

治濕火下注肛門血痔更衣見紅由来日久即內經所謂
陰絡傷則血內溢是也脈象弦數擬宗丹溪槐角法
ㄱ槐米　黑荊芥　丹皮　赤芩
地榆炭　女貞子　淨銀花　澤瀉
ㄱ枳殼　赤白芍　米仁　車前艸
血不止加棕櫚炭
內外痔俱同法漏管者加象牙屑

除

氣虛濕熱下注痔漏脫肛脈象弦數治宜調理
水泛補中益氣丸四兩

# 血痢

加味槐角丸 四兩　二丸和匀每日清晨午後空心開水送下四錢

何左 正月

脾欠健運濕熱留着易於加以操勞動肝〻木乘脾〻失統

血〻痢得遷延更衣腹痛後重脈弦緩治宜兩和肝脾

爲先

真防黨　淮當歸　遠志肉　東白芍　樗白皮

撇綿耆　清炙艸　一棗仁　陳阿膠

（東壁土炒）真於朮　雲茯神　廣木香　桂元肉

　桂元肉一枚苦參子五粒包吞

陳小孩 八月

## 水腫

### 下身腫脹

定定水偏脾水腫脹滿脈雙弦而濡治之非易易耳

米仁　製朮附　法半夏　廣陳皮　車前子

綿茵陳　大腹絨　椒目　飛滑石

帶皮苓　製朴　地骷髏　冬瓜皮

此症小兒謂之鵝白大人謂之水腫同一病也

許左　年三十歲　八月言

傷于濕者下先受之諸濕腫滿皆屬于脾脾失運化之權濕熱留著易聚太陰易聚之脈皆陰足經而起濕熱下注于經氣滯而不知腫自足跗而起膀胱氣化失司腫及陰囊小溲不利脈象弦緩治宜分利方用陳茯水腫之方去製附大腹絨加漢防己晚蚕沙

脚氣

腫脹

水腫

如濕熱脚氣亦宜此方加 萆薢 漢防已 曉蚕沙

張 七月

脾肺氣虚中焦失運化之權濕熱蘊留陽明三焦氣滯不和

腫自足跗而起延及四支形面腹肚少納四肢疲倦小溲不利脉右

弦滑治宜清利

生於术 大腹絨 椒目 晚蚕沙（絹包） 車前草

川积實 新會皮 飛滑石 帶皮苓

製香附 法半夏 漢防已 地骷髏

汪鴻橋 年四十六歲 七月

肉水侮脾水腫脹滿前以分消不應今已喘矣脉形濡緩拟崇

寒濕
氣滯

濟生加減腎氣湯法

大熟地（縮砂仁四分拌） 丹皮 懷牛膝 上猺桂

懷山藥 茯苓 車前子 熟附片 五味（五分）飯丸冲吞

陳萸肉 澤瀉 地骷髏

杭菁山某六旬外方數十劑全愈靈效非常

左 肖

寒濕氣滯肝脾不和腹脹脘悶四肢痠楚氣逆痰稠眠食

不安脈右弦滑治宜泄木和中

米仁 大腹絨 枳殼 焦麥芽 連穗車前草

廣藿香 新會皮 萊菔子 杏仁

濕食

單臌脹

製香附　法半夏　赤苓　姜汁竹茹

僧肖

濕食鬱遏腹脹不知治宜疏化

藿香正氣丸　和參丹以味和中丸每服三錢開水送下

保和丸

刑　雲案

濕熱侵脾脾虛作脹土不生金肺失清肅欬嗽便溏單腹臌脹

青筋分露或腹筋臌脹青筋外露勢成單臌之候脈双弦而濡治之殊易耳

生於术　大腹絨　陳香櫞　鷄內金　小温中丸

枳實　新會皮　沉香曲　查炭便結易萊菔子

前證

黄疸

製川附　法半夏　赤苓　車前子

李

單腹臌脹希冀萬一

生心居术 半

陳新會皮 芍

十味並煎送丹溪小溫中丸 半

王右

疳滯黄疸脾胃不和脈象弦數治宜易明

綿茵陳　新會皮　赤苓　製川朴　車前草

連翹　宋半夏　木猪苓　地骷髏

赤小豆　米仁　澤瀉　范志麯

風濕
未痊
行痹

陸 鈕店橋

血不榮筋加以風濕阻絡易脾胃不能束筋骨以利機關手指麻木不仁風濕未痊是也脈小弦數治宜和營以祛風濕

米仁　西秦艽　帶皮苓　嫩桂枝

川萆薢　全當歸　晚蠶砂　片姜黄

宣木瓜　絲瓜絡（或易雞血藤）　野桑枝

某

風濕為痹羗濕走營宜即前方加（乳香七分　陳酒半盃）入煎

卯

風寒濕三氣襍至合而為痹風勝為行痹寒勝為痛痹濕

着痹

痛痹

膝为着痹足筋痹由血不荣筋寒湿下注阳明经络而成脉弦
数苔薄白治宜舒疏解
米仁　西秦艽　带皮苓　怀牛膝
川萆薢　全当归　晚蚕沙　虎胫骨
宣木瓜　粒红花　垂下野桑枝　活丹小络乙颗剖开另用开水化服
康左　七月
寒湿下注足三里筋络肿痛不能任地内经云伸而不能屈病
在骨是也脉弦缓治宜和营以逐风湿
照前方加熟附片　威灵仙
李左　卅六岁　初十　饭前

半身不遂

半身不遂

半身不遂良由筋骨失於榮養寒濕乘涼入於筋絡所致

前擬進溫通筋絡法已得小動脉弦緩仍步前法出入

全當归　敗龜版　米仁　晚蚕沙

東白芍　瑣昜　川萆薢　製香附

虎脛骨　杯牛膝　宣木瓜　小活絡丹乙顆

半身不遂擬進河間虎潛法已得活動而脛骨無力大

筋輭短猶是血不榮筋使然脉弦緩仍踵前法

全当归　虎脛骨　杯牛膝　製香附

東白芍　敗龜版　米仁　小活絡丹

生地根　瑣陽　晚蚕沙

痿躄

風寒

風温

暑風

飲方票

痿躄、成癱治之非易

丹溪虎潛丸　每服三錢青塩湯送下

風寒、襲肺杏蘇散主之

杏仁　桔梗　法半夏　生姜

紫蘇梗或用葉用子皆可　枳殼去、或用蜜炙　赤苓　紅棗

前胡　陳皮　炙甘草

風温襲肺即從徐狀烁燥方同見後

陳　々月

感受暑風扰于肺胃咳嗽漸熱脘悶口渴脈象弦數治宜清解

濕氣

老蘇梗　蘭橘紅　竹茹　冬瓜子
蘭荷梗　白杏仁　通草　陳麥芽
連翹　象貝　益元散　青荷梗

又

濕鬱氣滯肝肺不和咳嗆氣逆宜以清洩
米仁　旋覆花　絲通　冬瓜絡
冬瓜仁　生蛤壳　赤苓　車前草
白杏仁　白蔻　通草
益肺熱合瀉白散
如面黄加茵陳

風燥

以臘臘加萊菔子

徐

秋燥風溫治宜清肅

元參　橘紅　丹皮　桑葉　蘿蔔汁

薄荷　牛蒡　象貝　通草

連翹　花粉皮　兜鈴　赤苓

此方係查藩永生家所來，不知果何人手筆，因屢試有驗，故録之

生米仁　金花粉　竹瀝冲　淡姜汁三四滴和冲

冬瓜仁　海石粉　黑山梔　芦根

白杏仁　青黛　兜鈴

而痰大阻肺絡声嗄者亦效

傅左

寒水侮脾土苦脾陽防水氣泛濫始起咳嗽繼則遍体浮腫

腹脹氣逆脈象沈細治宜温中利水庶冀喘促之定附方請正

生米仁三錢　姜半夏三錢　生姜皮一錢　白杏仁三錢

熟附塊一錢　廣皮一錢　榔目一錢　蘇子三錢

帶皮苓四錢　杭白芍三錢　冬瓜子皮各三錢

（此方係原診因有踏故附此）

濕瘡癢懸擬方擬原　瘡癢有濕燥之分屬濕者應用此加減

豨薟草　廣皮　黑山梔　綿茵陳

帶皮苓　夕利　忍冬藤　生麩有熱疼痛加

大腹絨　晚蠶沙　炭苓

佑左復診　腫已漸消惟腳未已脈弦滑而緩照前方去蘇子加米泔製茅

朮漢防已旋覆花

李　官〻三岁　三月　胃欬則惡動〻則嘔甚比痰阻肺氣為欬讀
內經欬論自知也脉右弦滑而浮治宜降氣平肝理胃
炙桑皮　新会皮　旋覆花　烏梅肉　姜汁炒竹茹
地骨皮　法半夏　紫石英　焦麦芽　杏仁　赤苓
蘇子　左金丸　胆欬之狀欬嘔苦汁志陵無方

許左　八月　脾虛留溼〻痰阻肺久欬不已則三焦受之三焦
欬狀欬而浮腫脉象弦數治宜降氣豁痰
炙桑皮　第皮　茯苓　蒔橘紅　瓜瓤四兩代水
地骨皮　葶藶子　象貝　冬瓜皮　萊菔子
路〻通　如水飲者或用小青龍湯原方

木火刑金

金水双虧

邱右 館橋 八月 木火刑金肺失清肅欬逆痰稠脘悶支傍脉弦數右浮治宜清肅上中

南沙參 真川貝 地骨皮 白薇 梨汁一杯沖

蘇子 旋覆花 赤苓 玫瑰花 杏仁

生蛤殼青黛三分拌打 生通草 鮮竹茹

史右 ○月 金水双虧肝易浮越不潛木火上刑肺金肺失清肅下行潮熱欬嗽咽乾目眩脉象弦數治宜清肅 雪梨膏

西洋參 真川貝 炙冬花 茯神

百合須白花者佳黃花不能入藥 或用天冬 杏仁 生蛤殼 枇杷葉

官燕根 蘇子 丹皮 玫瑰花

肝氣
痰飲

肝氣
擾動
痰飲

王　八月　脾肺氣虛中焦留伏痰飲加以操勞動肝肝氣橫逆挾痰
飲上犯于肺氣逆胸悶欬嗽痰稠脈左弦右滑治宜降氣豁痰
粉沙參　新會皮　紫石英　赤苓
蘇子　宋半夏　白蒺　八月九
杏仁　旋覆花　雲茯苓　姜汁竹茹

朱　左　年五十八　菱湖　吸烟之體脾肺自虛中焦留伏痰飲加以
肝氣抑動痰阻肺氣欬逆痰稠胸悶腹脹纏綿不已脈右滑左
小數而弦治宜調理
南沙參　炒枳殼　赤苓　戈半夏五分　生於朮
真紫沉水香三分（剉片另燉冲）　新會皮　旋覆花　炒白蒺　雲茯苓

痰阻
氣絡

紫石英　東白芍　姜汁炒二錢

劉　太和坊　正月　葉氏痛源出脇痛左屬蓄血右屬痰飲見症

右脇引痛氣逆痰稠此是痰阻氣絡氣不主宣係絲脈右絃左

小絃數治宜達木和中

旋覆花　全瓜蔞　宋半夏　赤苓　新絳　川一金

炒白蘇　玫瑰花　青葱管　新會橘絡　絲瓜絡

姜汁炒二錢

某　懸飲內在脇間按之痛痛有聲宜三子養親湯

沈右　年卅歲　二月

感受風溼擾于陽明絡脈身熱脘悶絡痰血自鼻孔中流出係

風熱

咳血

衄血

空論所謂紅汗而脈弦數而浮治宜清解

元參　黑山梔　丹皮　鮮竹茹　銀花露

薄荷尖　橘紅　象貝　方通草　連翹　川一金

懷牛膝　白茅根

暑風鼻洪宜從上方多搗荷叶汁　生地汁　茅根汁　另加

沈　二月　內經謂春善病鼽衄良由氣火偏旺風熱上外襲風火相搏陽絡受傷便衄也治宜黑參犀角湯法

元參　東白芍　黑山梔　荊芥炭　犀角盤

丹皮　連翹　白茅根　鮮生地　懷牛膝

淨銀花　薄荷梗　鮮竹叶

## 胃血 上吐 下利

## 胃血

某 三月 酒客多濕之體 內蘊酒性慓悍 戕傷胃絡 絡血上溢

下注 遂致吐血便血 脉右芤大 治宜清降

犀角盤 茜根炭 丹皮 穭豆衣 鮮地

洋參 懷牛膝 藕汁 黑梔 東白芍

絲瓜絡 車前草

費 店街 四十歲 三月 肝火衝激胃絡 絡血不時上溢 脉弦數 治宜

清絡 小薊炭 鮮地 懷牛膝 鹿啣草

藕節 蒲黃炭 東白芍 絲瓜絡 仙鶴草

茜根炭 丹皮 穭豆衣 白茅根

甘心服童便 絡自愈矣

常服藕粉大佳
心脾火出加連翹黑梔犀角
陽明胃火加淡芩熟軍
肝火出加青黛石决明
腎火出加女貞旱蓮草
血虚加阿膠生地
高新安西河郭身世家明月吉[?]
少陰不足為病之本陽明有餘為病之標血不足氣有餘
便是火盛無腎之陰牙齦出血陽明經脈而注火犯陽經
血熱妄行血自齒縫中流出出且牙衄不止去血过多而

# 牙衄不止

離經之血未淨

营液受傷，内熱，神疲肢倦，脈左小弦數，右寸關弦數不靜，舌胱尖紅，此是熱之火，治宜壯水之主以制陽光法。

米炒西洋參　炒白芍　懷牛膝　鮮佛手黄衣　卷心竹叶

又大麥冬　左牡蠣　生蛤殼　穭豆衣

大生地　粉丹皮　銀花露　鮮谷芽

臧左　梨域　三月　努力傷絡之血上溢，并發離經之血未淨，咳痰見紅，並有咳嗽，並兩頰熱，良由操勞動肝，肝火激動胃絡而致。脈弦數，治宜清肺。恐其衝貴，脫血溢之，亦加蘇子、川貝。

瘀血滞於肺絡　　瘀血滞肺

許　五月　努力傷絡，血不時上溢，血止而瘀滞肺絡，肺失清肅，咳逆痰稠，脘悶脇痛，脉象弦數，治宜疎解，佐以理絡。

丹參　川鬱金　旋覆花　廣嘟艸　童便

參三七　新絳　白薇　白茅根　澤蘭

絲瓜絡　蘇子　藕節

徐左　合溪　努力傷絡，瘀血內蓄，咳吐紫瘀，停痰內熱，脉象弦數，治宜疎化。

丹參　川鬱金　澤蘭　懷牛膝　參三七末

元胡　粉丹皮　茜根炭　桃仁　歸尾　新絳

紅通艸　蓄血瘀滞，咳吐不止，用治蓄血之法甚妥。

痰中夾血　咳嗽見紅

莫右　火盛刑金肺失清肅欬嗽傷絡痰中夾血胸脇引
痛脘悶支撐脈形弦數洪宜清絡
丁蘇子　旋覆花　玫瑰花　川一金
白杏仁　新絳　藕節　銀花露
真川貝　絲瓜絡　紅通艸　青蘆梗

孫翁　操用神機肝胆氣火偏旺上刑肺金肺失肅化之權
欬嗽咯嘔肺絡受傷見紅木叩金鳴喘傷絡則血外溢是也
脈小弦數右寸關弦滑數兼見浮宜清金平木兼以理絡
南沙参　真川貝　丹皮　枇杷叶　鹿啣艸
丁蘇子　旋覆花　懷牛膝　玫瑰花　藕節

風痰擾肺

白杏仁　生蛤殼　絲瓜絡　仙鶴草　青芦根

或用丹參三七陳阿膠亦可

如洋參麥冬燕窩冬花白芍阿膠女貞子旱蓮草之類隨

加蓄血類傷宜從指掌

跌傷兼有蓄血法

活蚯蚓治吐血大靈常活吞半盞許即愈

白糜腳治吐血大效浸陳酒佳

活曲蟮治傷血大效浸陳酒佳

沈右　冒風痰擾肺肺氣不宣肺為聲音之門戶欬嗽聲啞不揚

脈象弦數治宜清肅上中

空空聲
子肺

金實無聲

元參 杏仁 通草 金蟬衣 乛兜鈴
金銀花 象貝 清水蘆根 乛牛蒡
生蛤殼 鮮竹茹
某 暴嗽失音且有氣逆肺為空〻聲故也
三拗湯加桔梗白前
宋 背 去夜畏風熱肺失于清肅肺熱逆痰〻迴肺氣
咳嗽迄今聲音啞濁不揚所謂金實則無聲也脈弦滑
而濡治宜清肅上中
方見咳嗽門中練師王姓侵氣聲肺〻方加兜鈴蟬衣蘆
根

木火刑金 声咳　金破无声　肺痈已溃

殷左　卅三岁　十二月　咳嗽见血，肺失清肃，故咳不扬，良由冬不涵木，木火刑金使然也。脉象弦数，治宜清金平木。

方见咳嗽门史姓之方，去芦根、金银花，加冬花、凤凰衣、甘子。

杨左　五月　金为郁，喉痹声嗄，而后金破则无声也。脉形弦数，治宜滋阴降火。

方见咳嗽门史姓方，去苏子、梨膏，加射干、金果榄、枇杷露、青芦根。

吴　肺痈已成，咳吐脓血，气血亏损，右胁引痛，脉右弦滑而数，宜泽清肃上中。

生米仁　真川贝　连翘　青芦根　甜瓜仁（如无以冬瓜子代）

炙紫菀　经霜桑叶　陈年芥菜滷　白杏仁

久嗽吐白血

炙冬花　銀花露　冬瓜魚湯代水

又初起去川貝紫菀款冬蘆根桑葉滷加杏仁苦桔

枳川鬱金全瓜蔞蘆根

肺痿宜從金水兩虧法

陳右　匯浦　五十六歲　久嗽傷絡已成肺痿咳嗽兼失血但吐白沫咽痛喉痺妨納飲食五內煩熱便燥溺赤脈帶弦疲形內羸瘦積勞成損之症脈象數近弦此擬滋清一則　兼至轉機附方法　正

元參（不蓮）　蛤殼五分　陳阿膠五分（蛤粉炒成珠）　北杏仁三三（去皮尖）　雪梨膏（分沖）

冰糖水炒石膏三三　連心麥冬五分　炙冬花五分

哮喘

喘逆

川貝（去心）二錢　丹皮一錢　生蛤殼（青黛三分拌打）五錢　霜桑葉一錢

冬虫夏草一錢　枇杷葉三片（蜜炙）　馬兜鈴一錢　玫瑰花（去蒂）三分

老夫自服　風哮有年，遇煩勞而發，咳逆痰稠，甚且不能

平臥，脈弦滑而浮，治宜降氣豁痰

方見肝氣痰飲門王姓之方

肺風痰喘　宜從指掌肺傷痰喘之法，加羚角、犀黃、竹瀝

或用小青龍湯、麻杏甘石湯、射干麻黃湯

嚴左　七十二歲　八月　喘逆未平，咳痰久嗽，丹溪謂上冲之氣自

肝而出，操勞動肝，肝之氣橫逆，挾動痰飲，爲患多年之病，其

根已定也，脈濡滑近弦，舌苔黃膩，治擬平肝降逆理氣之方

半引
頭痛
目翳

咳痰附方見前以俟　再服緩調

姜製西月參 一錢　真川貝 二錢　金石斛 一錢　真紫沈水香 三分

化洗去鱗焙研極細分沖
蛤蚧尾 一對　薑水炒 海浮石 一錢 生打　紫石英 二錢　代赭石 二錢

白杏仁 二錢 研粉　戈製半夏 一錢　炒白蘇子 二錢　竹瀝 一兩 淡姜汁一滴和勻分沖

王　瀓村 年五十六歲 右
十一月廿六日

血虛生風半引頭痛已甚損目目起翳障潮熱口苦心悸

眩暈眠食欠安脉小弦數治宜育陰潛陽

西月參　甘菊花　丹皮　玫瑰花

製首烏　歸身　石決明　冬桑葉

炒蔓荊　赤白芍　珠茯神

# 風痰痫厥

頭風宜從治川芎茶調散法

治風掉眩痰多宜痫厥方治之

章 痰病已成痫厥火風自肝而至

元參 丹皮 宋半夏 化橘皮 鮮竹瀝 鮮細竹石菖蒲汁匙同冲

羚角片 純嫩鈎 川鬱金 陳膽星 明天麻

朱茯神 石決明 青黛蓮心拌打 木蝴蝶

朱 六月 右寸脈弦且數 暑濕風邪化痰化熱自肺胃擾動肝陽痰隨氣升陡然厥逆不省人事牙關緊急手指搐搦脈弦滑數治宜清心滌痰平肝宣竅

元參 連翹心 純鈎 陳膽星 鮮竹瀝 鮮細竹石菖蒲汁

疫厥　肝厥　心悸怔忡

羚角片　川一金　石決明（青黛拌打）　牛黄清心丸

廣藿梗　丹皮　硃茯神　青荷梗

又　三里橋汪姓　四月廿二右

感受溼邪　挾動肝陽　陡然厥逆

方近前去藿荷　一金　胆星　竹瀝

加決明　沙陳　姜竹茹

某　心体不足　心用有餘　肝為心母　以操用神機　肝木與心火相為煽動　肝陽浮越　不寐徹夜不寐　心悸怔忡　有不能支持之象　脉弦滑數　左寸関長直　治宜清心和胃　佐以平肝

紫丹參（豬心血拌炒）　廣陳皮　硃茯神　川一金　捲心竹叶

# 疫迷心竅

元參　宋半夏　蒼龍齒　石菖蒲

豬膽汁炒棗仁　石決明　抱得述（先生後入元武版代）　鮮竹茹

費　菱湖　三月　因驚外觸，激動肝陽，木火生痰々火々上阻，蔽肝膽絡之間，清陽之氣為邪濁所蒙，心包絡神識時清時糊，從為嘻笑癲癇之候。治宜清心滌痰，安魂益志法。

紫丹參（豬心血拌）　丹皮　蒼龍齒　陳膽星　真西琥珀

元參　石決明（真川連三分拌炒）　元武版　鮮竹瀝（鮮石菖蒲五分同搗）　川鬱金

淨棗仁　硃茯神　遠志肉　捲心竹葉

汪左　十二月　天時溫燥，易所受之邪，疫化火上擾肺胃，加以肝陽浮越不潛，陽氣皆併于上，徵症失眠，歌哭（哭）喜怒，亂成癲狂

痉易則狂

之後經絡痙易則狂是也治宜清心豁痰平肝宣竅為法

羚角片　九孔石決明（真川連三分同打生打）　陳胆星　鮮橄欖（取汁兩冲）　丹皮

鮮生地汁（辰砂拌炒）　抱木茯神　竹瀝（鮮菖蒲五分搗汁和冲）　生鐵落（煎湯代水）

蘇丸藥　川　一錢

王左　二月　温疫病势化燥熱蒸竅而使疫病延久更多

發成痛厥之寒其蓋疫以易阴为窟宅加以肝胆易升疫

熱為病乎之実可出誠为主張君所云今診脈象弦實亦

舌查按弦滑且微降中寓黄膩擬以黄連温胆湯大意

未知當否

元參　仝陳皮　金銀花　鮮石菖蒲

真川連　宋半夏　陳石斛　川鬱金
枳實　硃茯神　焦山梔　鮮竹茹

又　舌絳脈滑數，陡然神識不清，妄言妄動，心無主持，目赤顴紅，不飢不便，乃痰火風也。所擬黃連溫膽法未能獲效，再議滾痰法，總不離乎清火豁痰熄風安神之劑。仍微昨法，略大其制，以折其標，未識發否，附方候政。

元參　化陳皮　陳石斛　陳膽星　礞石滾痰丸
真川連（青黛一分拌打）　仙半夏　石決明（明礬末五分拌打）　川鬱金
枳實汁　全瓜蔞　黑梔（辰砂五分拌打）　竹瀝（鮮石菖蒲五分搗汁和沖）

錢　六月　唐家河巷　年十五歲　暑邪濕火薰蒸，互為表裏之所清

耳鈍不聰

天行赤眼

竅不利耳鈍不聰陣作無定脉象弦數治宜清降

元參　土貝　石決明　滁菊花　蟬殼

黑梔　白蒺　赤苓　夏枯草　丹皮

珍珠母　石菖蒲

或用紫雪丹亦可

腎虚用左磁丸方

徐　八月　天行赤眼赤澀羞明脉弦數而滑治宜錢氏羚羊角散法

羚角片　夏枯草　地骨皮　白甘菊

霜桑葉　連翹　淨銀花　木通

元參　桑白皮　穀精珠　清寧丸

卅

偏正頭風

外用龍腦乙分和乳點之

風邪鼻淵宜從陳氏擇蒼耳散為主

此方不知從何處得來治偏正頭痛新起体氣壯實者治之無不應手效

錄之 川芎 分 藁本 乙 香附 錢 紅棗 七枚

香白芷 明天麻 錢 貝母 乙 白蒺藜 中調 左痛用左右痛用右 頭痛全用

川羌 錢 西黨參 錢 牙料豆 錢 四十九粒

或用川芎茶調散

為血虛頭痛宜從薛村王氏頭痛之方

右

爛喉丹痧身熱脘悶痧隱不暢咽喉腫痛麻腐肌

膚已現風痧未得宣達痛通傳經轉時熱入血室熱入神藏煩

十七

# 咽喉丹痧

渴引飲脈弦滑數右寸關浮洪粘拟辛凉透邪以犀角地黄湯為法冀其轉机否恐痰邪内閉之憂附方請專家郢政

元參　連翹　犀角尖　炒牛膝　象貝

射干　炒牛蒡　鮮生地　赤芍　珠黄散分二次白滚湯冲服五分

山豆根　川金　丹皮　天蟲　碧玉散

鮮竹瀝鮮佩叶石菖蒲連根搗汁三匙和冲　活水芦根

某　經云一陰一陽結謂之喉痺古无喉科專門故不分症通稱之喉痺夫一陰者厥陰也一陽者少陽也二經上循咽喉君相火熾結為喉痺良由營陰内虧水不涵木木火上炎先患目疾繼發喉痺同是一陰之恙所謂陰虛喉痺之恙也脈形弦數舌苔邊紅中

## 喉痹

黃源按從陰降火內經又云壯水之主以制陽光法也附方請

以眠藏之

元參　肥知母　丹皮　硃茯神　枇杷葉

射干　鮮石斛　懷牛膝　京貝　鮮竹茹

山豆根　鮮生地　石決明　金果欖

## 頸項結核

潘右　螺螄底　之痰凝氣滯頸項結核久延恐成氣癭脈弦滑

數治擬逍遙散合歸脾法

鱉血炒柴胡　白茯苓　製香附　老冬瓜　地栗

全當歸　丹皮　青皮　土貝

赤白芍　左牡蠣　真橘核　陳海蜇

噎膈 翻胃

又六味丸 生斤 消癧丸四兩 二味和匀每日清晨午後空心淡鹽湯送下三錢

吳左 八月 痰氣交阻病成噎膈脉右弦滑法宜降氣豁痰即老夫自悅風髓之方加川一錢 金茯参

張左 十二月 嗜飲傷胃鬱怒傷肝木爲土賊生化之源大傷以致胃不受納經云食入反出是膈上膈也脉來弦細而數病延半載非易調治

真川連 全瓜蔞 新會皮 白豆蔻 牛膝

淡干姜 旋覆花 製半夏 青皮 蔗汁

瓦楞子 代赭石 八月札 赤苓

肝氣胃寒

胃火衝逆

肝火乘胃

或再加牛乳 韭汁 枇杷叶之類

葉 中虛當顧肝胃不和作寒作熱嘔吐發厥抑肝眩暈

脉右弦滑而濇治宜疏鄉

紫蘇梗 新會皮 製香附 白蔻仁

左金丸三分拌廣藿香 赤苓 澤瀉 淡姜渣

製川朴 宋半夏 六神粬

患濕熱之病舌胎黄燥煩渴嘔惡脉來洪滑不欲入口即吐惟

涼藥可納者宜千金芦根湯主之 姜汁炒竹茹亦主之

濕寒之邪甚熱之時自覺氣從左脅嘔吐勺水不納脉滑數

舌燥刺或嘔苦黄水由肝火上乘于胃也宜降之安之

上呃

川連　吳萸肉　姜汁竹茹　青陳皮
赤白苓　半夏　姜汁山梔　八月札之類

陳左脅風痰阻塞肺氣肺不主宣呃逆頻頻由來旬餘
脈右弦滑按久遠治宜疏風豁痰
粉沙參　化陳皮　川百藥　赤苓
川蘇子　宋半夏　旋覆花　八月札
白杏仁　旋覆花　川貝　紫石英

潘　中虛呃逆
宋半夏　柿蒂　旋覆花　建蓮肉　每日晨服胡桃同杏仁雪花水粉研
公丁香　生姜　紫石英　大紅棗　沖服

## 下呃

## 瘕氣

沈右（新市六塔里，年五十歲） 真陰不足，肝腎陰火挾同衝脈上逆，呃逆頻頻，無休息時，覺氣自少腹而上，行至下呃不止，恐成呃忒之變，脈小弦數，治擬都氣飲，佐以攝納法。

東白芍　懷山藥　茯神　紫石英　真紫沈水香

大熟地（猺砂末四分拌）　丹皮　北五味　刀豆子　合亮肉

陳萸肉　澤瀉　金沸花　紫油安桂心

沈右三月 肝陰不足，氣鬱成痞，攻逆脘悶，左脅痞痛，痛甚歎，脈右弦滑，治宜疏化。

金鈴子　東白芍　左金丸　焦麥芽

延胡索　製香附　沈香粒　茯神

## 瘧母

全当归　宣木瓜　小青皮　车前草

陆左　寒湿成疝　治宜疏肝

金铃子　制香附　全当归　榭目

元胡　小青皮　赤苓　真橘核

赤白芍　荔枝核　泽泻　车前草

或加川萆薢　木香　柴胡　芦巴　热加知母　滑石

周左　小隐几　二月　三瘧缠久　荣降自里　脾失统運之权　寒湿

瘧疾留滞成癥　左胁痞胀有形　三瘧仍来　腹胀

少纳四支瘦　傍暮夜盗汗　脉象弦数　治拟培木和中

鳖血炒柴胡　炙鳖甲　大腹绒　全当归

卅

# 胃寒痛

又桂枝、左金、沈香、苏梗俱可拌

東白芍　焙鳳歸　小青皮　佳麦

製香附　半貝丸　奎丸　生姜搗汁炒

或加青蒿子　地骨皮

或用鼈甲血圓、阿魏消痞丸等類

朱右　年五十　上吴橋

寒濕氣滯，肝胃不和，胃脘當心而痛，

甚則嘔，脉右弦緩，治擬達木和中。

生米仁　宣木瓜　東白芍　桂枝三分拌　赤苓　或用易粟砂仁　縮砂仁

廣藿香　左金丸三分拌　新会皮　延胡索　小青皮

製香附　法半夏　瓦楞子　佳麦芽

又干姜、吴茱萸、刺猬皮、九香虫、肉桂、沈香之類，隨意用之。

常服丸藥 養胃丸大佳。

南皋橋上家田沈齊表，年五十餘，胃寒痛不止，脈弦遲，舌白胖，請烏鎮沈鰲齋診之，用歸芪建中湯一劑即止。

方附後：

桂枝一　煨薑三片　金當歸二

東白芍二　紅棗三枚　大綿芪四

炙甘草　飴糖二　胡芦巴一

朱 北街 年卅 六月吉診

飢飽失常，勞倦內傷，厥陰肝氣橫逆犯動胃中，留伏痰飲，痰氣交阻，肝胃氣失通調，胃脘當心而痛，痛甚嘔吐，兩脇支滿，甚且厥逆，拘攣不作，屢發更醫，擬進辛溫燥之品，肝胃血液益傷，其根而脘痛增

脘不除病經旬脉食不治形肉羸瘦嘗讀內經有云
肝苦急急食甘以緩之泄肝之體宜酸宜甘治肝之用宜
酸宜苦酸甘能斂肝陰肝與胃藏府相對一勝則一負
肝善作而胃少降所以見證如是也今診脉象虛數
近弦右關弦滑而浮舌胎黃糙边红擬宗經旨主治
附方請明眼酌奪
玫瑰花三朵同煨研
元參一錢　南白芍　新會皮　吉柳炭
寬麥冬　左金丸　宋製夏　綠梅蕊
清炙甘草　宣木瓜　朱茯神　陳倉米

錢左　二月　寒温氣滯肝胃不和緩脘腹痛綿纏不已脉右

腹痛

石瘕

弦滑治宜疏木和中
金鈴子　荔枝核　新會皮　小茴香　炮干姜
元胡索　宣木瓜　法夏　焦麦芽
製香附　左金丸　小青皮　廣木香

陈右　三月　血瘀氣滞已成石瘕少腹痛脹經停五月脉
弦濇數治宜疏散
紫丹参　粉赤芍　地鱉虫　小青皮
製香附　延胡索　懷牛膝　焦麦芽
全当归　五靈脂　紅通艸
積瘀可用疝氣法

内癰　腰痛

重者可用内癰法

鄭　色宗弄　痔滞小腸少腹痛脹有形有質勢成内癰作熱眠食欠安脉来弦数治宜疏散

金鈴子　籽赤芍　桃仁　懷牛膝　紅通艸

延胡索　製香附　製枳軍　小青皮

归尾　真楂核　赤皮酸九分吞　紫油安桂三分　焦麦芽

老宸兄　勞傷蓄血阻住腰臍筋絡症起腰腧抽掣作痛寒熱分時而出皮色不變眠食欠安脉弦濇数治宜疏散

金毛狗脊　赤白芍　鸡血藤　西秦艽

# 癃閉

全当归 川断肉 明乳香 麻皮

绵杜仲 粉红花 炒甲片

肾虚腰痛青蛾丸主

外科以蝼蛄代之用腐衣包卷之

沈 局氏 小便秘 蟋蟀 三只 泡洗焙燥

元参 连翘 萹蓄 粉青黛

乔壳 童木通 瞿麦 益元散 真西珀末全炒研极细末拌

真川连 海金沙 丹皮 车前子

或用龙荟通关丸等类

外治以麝香用蛤壳合脐中

钦 左 望丹桥 三月 阴虚阳火下注小便淋浊溺管塞痛脉小弦数治宜清理

## 血淋

馮右 肖 胞移熱于膀胱則癃溺血又云膀胱不利為癃小便
癃閉溺血此由陰虛火熾心火妄動使然脉象弦數治宜
清降 血餘炭 黄木通 西琥珀 仙鶴草
旱蓮草 甘草梢 赤苓 藥鄉草
丹皮 海金沙 淨滑 車前子
另 氣淋者宜萆薢分清飲

## 遺精

陳右 肖 腎開竅于二陰精竅開則溺竅閉溺竅開
則精竅閉時乃濕土司令濕熱蘊遂水道不利土愈燥
然以俘瘦内熱精滑自遺小便赤澀大便閉結有時跗
腫面浮口苦胃鈍脉左弦數右濡數切切以降虛火熾

# 夢遺

此法治之

元參　童木通　真川柏　川萆薢

香殼　鮮生地　益元散真西珀三分研極細末拌　車前草

焦山梔　肥知母　淡竹叶

右二月操用神機肝木帶心火相為煽動肝胆內寄相火心火妄動則相火隨之精滑不固五內煩熱俾瘦骱痠皆屬陰分不足之患脈弦小數治宜攝清一法擬方請政

元參鬚　細生地　丹參　蓮子心

大麥冬　東白芍　硃茯苓　車前子

懷山藥　左牡蠣　澤瀉

試用聚精丸、小溢腎丸等類

聚精丸方 潼蒺藜 鰾魚膠（蛤粉炒珠）

小溢腎丸方 真川柏三 豬脊髓一條 為丸分吞

喉科金鎖散 治爛喉痧、喉風。凡用以喉痛、喉腫、喉間糜爛吹之，足佐湯劑而起大靈。

人指甲五分煅 鵝管石三分煅 真腰黃二分 硼砂三分漂

大梅片一分 姜蚕二分炒斷絲（此方修合不可增減）

右六味除指甲、梅片外，各研細末，置研器內再研匀，

後入指甲、梅片研至無聲為度，裝磁瓶內緊塞

其口，以防洩氣。用時以自來風打入。 杭縣沈熙璋傳

喬某 廿五日

木鬱不達，氣不疏泄，脘間不舒，至夜隱痛，兼有

咳嗆，嗆甚，卽丹溪謂上升之氣自肝而出，脉弦，舌

黃，以金鈴子散主之

金鈴子 橘紅 玫瑰花 茯苓

延胡（炒） 娑羅子（打） 白蒺藜 川朴花

廣木香 仙夏 佛手柑 丹皮炙

代代花

# 凌臨靈方二輯

# 凌臨靈方二輯

《凌臨靈方二輯》不分卷，抄本，二册。清凌奂著，沈仲圭輯。凌奂，生平見本叢刊《本草害利》提要。有一九二四年沈仲圭《序》及《凡例》各一篇，凌德（嘉六）《跋》一篇，無目録。經凌奂再傳弟子沈仲圭介紹，裘吉生曾將凌奂醫案類著作《凌臨靈方》收入《三三醫書》中，于一九二四年出版，影響頗巨。惜内容尚欠豐富，不能飽學者之腹，沈仲圭擬擇取凌奂其他醫案，續爲二輯、三輯。是本即沈仲圭整理校勘，擬爲『二輯』者。據卷端所題『門人胞侄思曾永言侍診摘録』及沈氏序，知原書當爲番禺楊大令寄贈，乃凌思曾永言抄寫，名『種德名亭凌曉五先生醫案方』，今名係沈氏所改。是本首葉有番禺楊大令題辭及書名，惜墨筆塗去，已不能盡識。原集録者凌思曾又名詠，字永言，乃凌奂胞弟凌德之子。今本多處可見格式調整痕迹，故今以沈仲圭等整理校勘後所改名爲名，而不復以原書名。是書高二十六點六厘米，寬十五點七厘米，版框高十九點五厘米，寬十四厘米，四周雙邊，白口，單魚尾，半葉十行，爲裘吉生藏抄本用紙。序及正文分别鈐有裘吉生『紹興裘氏』『讀有用書樓藏書之章』及『中華書局圖書館藏書』印。

是本無目録，但正如《凡例》所説：『本書選案不多，而分門甚細。』細繹全書，共有五十餘門。而『選案不多』，以至部分門類内容十分短少，不能均衡。又所分五十餘門，或以病症爲類，或以病機爲類，或以身體部位爲類等，殊不一致。《凡例》又有言曰：『本書校拗（勘）之初，原擬仿《指南》例，每門之後附以論述。或選古今名著，或攄個人心得，乃依人作嫁。苦無暇晷，有願莫償，讀者諒之。』則是本所載均爲醫案，而不能僅以醫案類著作視之。也正因此，是本所載醫案皆較簡略，症狀、病機與方藥外，不載病人名姓、里籍等信息，亦不載藥物用量。是本雖是爲補《凌臨靈方》之不足而成，但體例不一，自成一體。

裘吉生在時代交替、時事動蕩之際，廣泛搜集未刊醫書，整理出版，實乃中醫文獻之大功臣。除《三三醫書》《珍本醫書集成》等叢刊外，裘氏尚藏有不少已整理校勘完成而未及出版之著作，是本正是其中之一，除具有醫學臨床價值外，還可視爲民國前輩苦心整理中醫文獻之證據。

（于業禮）

# 目録

# 序

凌氏医學代有傳人明史方技傳有字漢章而以針灸名者即凌公曉五之十一世祖也公生而体弱善病遂棄舉子業習岐黄家言姿性警敏異常人廣搜漢唐以来名医方書昕夕研求必究其原而窮其理復得下昂名医吴瘦[redacted]生明經之心傳學乃益進内外婦幼損傷各科無不精治病多奇效生死一言可決故求診者趾錯於户遠近爭迎寒暑靡間一時有凌仙人之目也縱診務倥偬著述尠暇但妙悟心得往往見於治案社友永言君公之胞侄也幼年侍診摘録成帙俾便循讀揚先啟後厥功偉矣圭禀賦脆弱時嬰疢疾大有黄履素方書所載之症十患其五本艸所列之葯十嘗其五之概是以麤解之乎即攻医學邑有王香巖夫子者凌公之高足時下之名医亦即先君之莫逆交也學理既粹經驗尤豐遂負笈肄業其門双丸如駛轉瞬五載薰陶日久稍識崖畧嘗於讀書之暇手録凌公遺著數種而皆未壽梨棗名医名著詎可任[redacted]其湮没不[redacted]彰耶爰亟録副詳加校讐請越州裘君編入三三医書以供同好而垂永久此不佞[redacted]校録之微意也

中華民國第一甲子孟冬中浣沈仲圭沐手謹序

[redacted]

# 凡例

本書原名「種德名亭凌曉五先生医案方」係番禺楊大令題贈因欲与本書第一集十七種凌臨靈方相銜接故僭易今名

本書共有三種不但選案互異編纂之法亦不相侔今取較善者付梓

本書選案不多而分門甚細普通病証燦然俱備足資同道臨床之借鏡

石膏宜生用重用忌煅用此時賢張壽甫先生之實驗談也本書用石膏處往往熟用是亦千慮之一失學者幸勿效尤

本書校勘之初原擬仿指南例每門之後附以論述或選古今名著或攄個人心得乃依人作嫁苦無暇晷有願莫償讀者諒之

本書各案之方不注分量者以凌師多用藥之用量為門弟子所熟悉也間填其分量者或罕用之味或特別加重出乎常軌也

甲子仲冬仲圭沈氏校竣謹誌

[redacted]

吳興折肱老人淩奐曉五甫擬方

門人胞姪晏曾丞言侍診摘錄

杭縣沈仲圭校勘

古越裘吉生刊行

## 辨痧法

辨痧之法，風與暑皆多汗，惟痧則無汗，而其初發熱必須得汗則熱退，不得汗則熱不退。此痧發熱半月未得大汗，躁擾之勢屬尋常。然舌苔厚而色灰白，舌尖舌邊色鮮又鮮，其邪之伏於募原者尚多。若診脈象細濇，右手大費力，是為痧疹脈，患殊非誤，宜以溫毒飲，而飲湯即腹中漉漉之有聲，上噯氣下轉矢氣，胸骨部不滿痛，是為陽氣虛衰之證，言稍多即覺氣急，且有恐懼驚惕，目視時上，為病重之徵。合而參之，肥人氣盛於外而怯於內，加以好酒則濕熱

生疾之挾暑邪蘊伏中州而兼涼沐浴浸以寒之邪束其暑邪故身大多熱無汗

此感之邪粘着難出正氣又衰不能外達以致淹纏不爽用藥頗難耳今已日久

難發汗之亦難出脈雖細濇不數重按尚能綿續擬用達原飲加減宣達其

伏邪為要

天虫　土貝　鈎鈎　草果仁生研

青蒿　羚羊角　漂滑石　甘草

外用蘇葉　葱毛廿節　煎湯入被内薰之　此方服兩剂後其薰法不用

如諸病再得輕減尚可服一二剂

接服方　柴胡　黄芩　半夏　炙甘草

鈎藤鈎　石菖蒲　木通　加荷梗寸

时行之病多係伏邪，吴氏所谓邪从口鼻而入，伏于募原，由裡達表，故多三陽經症居多。今之耳聾，似系少陽，而少陽之耳聾，不若是之甚，就其煩而係手陽明。而陽明之舌絳齿燥，瘄滿實堅，全不相現，則其伏邪尚在募原未達也。内經云耳者宗脈之所附，又云分中精陽之氣上走于目而為之睛，其別氣走于耳而為聽。此时目多神彩，耳聽不聰，總由邪混三焦，出入麻痹常。身發寒熱，反覆變遷，所致脉象左手浮滑，右手雖累小而數，據是鬱結陰瘧與虛寒之疾，其跡枝不遑，乃濕痰挾伏邪，膠粘難達，則宗氣別走陽塞不通耳。仲景之梔豉湯乃宣達陽明伏邪之藥，又以涌吐為法用之，而自然致其邪亦稍得舒泄也。此方甚善，但邪不僅在陽明，未必遂能霍然，兹擬從原飲之義略為變通，冀其煩悶躁擾自當漸入佳境。

天虫　土貝　瓜蔞皮　茯苓皮

草果売　青蒿梗　滑石　甘草　人中黄

地漿水煎服

夏月曾患痢疾，又於醉後作水，此暑濕之邪蘊結已久，中秋加以感冒，遂寒
熱而瘧，瘧後咳嗽吐痰，熱久不退，身面發黄，是時邪合身內之濕熱醞釀蓄致，向來
體豐好飲，伏痰必多，去蓄積之喉，以生冷痰與邪俱鬱閉不通，故脈皆沉澀，擾神氣濛
濕甚似厥中之狀，消痰滌痰，二便澀通，心神稍清，然舌苔白淡，舌苔白厚，口仍
作渴，四肢微冷，中脘痞硬，面黄浮腫，此濕痰化熱未清，脈象沉弦，亦由邪
陷未遠透視，但遂之治法當以利濕消痰為主，而兼透達伏邪之藥，使表
裡宣通，清濁分疏，乃無後累耳

赤茯苓　姜半夏　江枳實　六一散

茵陳　黄芩　天虫　連翹

加鮮石菖蒲根　搗入

濮晨二十三歲左脈弦大而有力右脈細要若神此伏痰与邪膠粘不散似非

清陽之地所以胸口板硬而偏寒論也設使胃之痰与邪既相结聚

正氣不能流通右脈不能充沛而神色似昏似清舌苔似灰似白病情

尚在出入之間必得胸口寬鬆面色紅活乃能反栗

天虫　姜半夏　羚羊角　木通

瓜蔞皮　橘紅　連翹　茵陳

加石菖蒲汁三匙沖入

舌紅而乾口渴為溫風熱重不宜泄瀉之例脾虛而邪陷最為要候癍久丕

化火犯營之症宜進瀉心湯以圖挽回務得瀉止熱緩方可無虞

川連　赤苓　木通　甘草

丹皮　銀花　天虫　連翹

赤癍白疹密布周身口渴煩躁躁擾不寧而唇淡舌白此邪毒未達尚防

反覆右關脈滑體素豐肥乃痰與伏邪合風暑疹裏宜化癍解毒佐以消痰

之品但得汗後熱不加重即可漸痊

土貝　天虫　[illegible]　鉤鉤

人中白　甘草　青蒿　橘紅

銀花　加竹瀝半小盃　鮮石菖蒲根汁二匙

接方

夏枯草　白蒺　胆星　木通

花粉　麦冬　天虫　土貝

橘红　甘草　加蘆根尖

身熱不退，而舌苔極薄，唇齒不燥，亦不作渴，則非陽明實熱之症矣，常至兩

以噯噫兼帶呃逆之象，裏虚不能作之累至讝語，合之右脈洪數，清補双

難養陰和胃為妥（此症不治）

元生地　麦冬　枸杞　沙苑蒺藜

茯神　川石斛　刀豆子　穀芽

新会皮　磨冲白檀香汁五匙

身熱口渴，煩燥舌紅，此陽症也，脈細乃体質素虚，純陽症陰脈之比，但虚多不

[illegible]

可通經不攻擊宜養陰清熱為主

大生地　麥冬　丹皮　川連

知母　木通　黑梔　甘草

寒熱如瘧中脘痞結脉象左手弦弱右關滑大是邪在陽明少陽宜和

解之

瓜蔞皮　知母　草果　檳榔

白芍　甘草　半夏　花粉

猪苓

午後熱甚口渴便赤目黄胸滿多汗脉弦滑大陽病也

柴胡　黄芩　半夏　秦艽

木通　茵陈　厚朴　甘草

加姜[illegible]皮

身热两月无汗舌黑烦躁泄泻危殆无脉小而滑拟以河间双解散

赤茯苓　厚朴　乌药　麦冬

滑石　甘草　葛根　车前子

加芦根尖

身热不退神思倦怠左耳渐聋舌白滑腻胸中痞闷作痛半月无汗不渴

此表邪未解挟中焦残食为患右脉滑数宜清理汤服

粉葛　大杏仁　天虫　橘红

麦芽　江枳实　半夏　甘草

加姜皮

发热不止中脘疼结硬痛以饮食劳倦致伤而又重感风邪以致正虚邪结危险之

归身　白芍　半夏　香附

紫苏　神曲　赤苓　丹皮

加姜皮

大阳邪郁不解内走而入厥阴之经胁下肢支结内热无汗脉弦细且急

宜宣达肝邪

归身　白芍　香附　半夏

紫苏　丹皮　木通　炙草

柳爲校寺

一夏秋時行之病，暑濕客邪鬱伏，汗出已多，邪當解散，乃自秋徂冬，身熱不解，

寒退近刻午後寒熱，寒重熱輕，宛如瘧狀，迨汗出而熱漸減，却仍不淨。診

其脉象尚帶弦象，但左手虛耎，右關滑大，此營陰已虧，濕濁猶留痰氣

阻滯。診得胃脘左畔結硬成塊，手不能作痛，惟按之堅硬。仲景少陽篇中

所謂心中有支結也。此塊不得宣泄不止，仲景本用柴胡桂枝乾姜湯，今宗其

方加減而以獲愈

桂枝　花粉　炙草　丹皮

括蔞皮　橘紅　牡蠣

安徽枝古黃苦脉象左弦右細，此營陰虛而少陽之邪不解也

歸身　烏　柴胡　香附

丹皮　炙草　杜仲　加大棗

接方
根生地　丹皮　炙杷葉　香附

歸身　白芍　炙甘草　杜仲

案

實邪蘊熱，咳嗽鼻衄，此熱爍乘金逼胃，清之自然愈。

犀角尖　生地炭　丹皮　麥冬

香附　木通　炙杷葉　川石斛

加茅根

汗出云右止[illegible]營衛未和也，熱已退而譫語，邪留心經耳，右脈弦弦宜

清養之

根生地　丹皮　麥冬　杜仲

川斷　秦艽　穞豆皮　女貞子

苡米仁

寒熱兩次，忽然暈厥，厥逆，目珠上[illegible]，喉[illegible]羊汁。此厥陰經症，肝邪橫[illegible]中土之故，乃不治之症，勉與椒梅湯以圖僥倖。

川椒炒　烏梅二个　歸身　白芍

人參　乾姜　川連土炒　半夏

齒乾舌絳，神昏口渴，乃熱邪內陷，蒸灼津液而為痰，痰迷心竅，諸藥

不應，危症也。脈息細而帶滑數，宜清解之（此症不治）

元參　麥冬　石羔　知母

陳膽星　土貝　甘草　橘紅

丹皮　鮮竹瀝　石菖蒲汁　三匙

接方

疫邪吐出　神猶皆憒　齒燥舌乾絳　躁而不煩　皆邪危之徵　右脈滑

實宜再下之以圖僥倖

生錦黃　枳柳　知母　石羔　丹

石菖蒲　生地　丹皮　甘草

傷寒之後　痢疾因病正虛　重痢症　況熱久不退　痢下如魚腦　黃紫血一

團邪火內燔　胃家瘀涸　噯呃不撤　咽痛口渴　肝藏脅痛　病且深殊

虛而畏　脈象左手弦　弦細而數　右手滑實而數　宜用血藥　加苦寒以下之　大

黄連瀉心湯合四物加减

生地　歸身　白芍　川連

黄芩　甘草　大黄（磨末冲入）　厚朴

三每方十　生地　白芍　丹皮　石斛

知母　銀花　甘草　枳殼

犀角　茅根

又得快便病勢已減俱為佳象惟喉痛不退痰涎上湧阻其咽間

兩邊白腐乃喉痺之一人而兼三病所以難愈今幸脈數稍緩面紅大稍

平重惟咽覺乏力仍宜養陰清熱化痰消毒可望漸安

細生地　[illegible]　連翹　土貝

此病门

银花　天虫　犀角　甘草　人中黄　炙

元参　石斛　茅根

寒凉精神之亏至以血虚劳怯积虚而受寒邪寒热咳嗽当以宁金辟

风静养乃以丈田出门浸劂风热之邪乘虚入病益加重分热不退

舌苔皆黑之象咳嗽饮食不进身上斑点米粒遍身耳聋齿黑点能燥是

若真阴久亏客邪内陷殊难轻减病益大曾鼻衄便血红紫则难治

汗出形瘦舌苔津枯则难退热内伤兼感用药殊为棘手诊脉左手

弦大带数右手亦柔实而重按标实细按斑清火既能愈恐有搏肝

润肺之法使木不燥则肾水充重清则水潮元虚当转危为安四症不治

淡豆豉　生山栀（炒黑）　丹皮　杏仁

炙甘草　白术　根生地　麦冬

连翘　甘草　加竹叶心

又方　去白术竹叶心加黄芪根（以甘发阳兼燥血也）

微瘟病痰已受阴分之邪，又伤于食，邪与食结，以神昏谵语，此亦虽足为怪，但脉象沉细模糊，手足厥冷，躁扰不宁，舌红紫暗，乃是阴伤之也。病前必犯房劳，阴邪入于阴分，所以虚象火象合并而现，补之不可，清之不应，殊为危险，讨惟以清痰搜逐药托邪外出，兼其神气渐清，脉象渐起，方保无虞。

又方　牛子（生研）　天虫（酒炒）　黄芩　麦芽

瓜蒌皮（炒）　赤芍　石菖　橘红

桔梗　荊芥　

引用連翹　柳枝　桃枝　萊菔葉引入　芫荽

蔥白引之　煎湯揩抹手足胸腹

改方　海膽星　石菖蒲　天蟲　橘紅

以桂枝　炙草　薑皮

身又發熱，斑色紫，時病起即覺耳鳴，潮熱，眼瞶，神昏譫語，時顯躁

象，由心胃兩虛，邪入手足太陰，故以舌紅燥，口不燥渴，似能起

坐而精神困倦，蓋陰虧於內，溫涵表虛於外，邪陷譫語，脈數無力，左弦

右軟。法宜用張景岳補陰以益其汗，益胃以變之，桂心四君佐化痰法逐邪

汗出無甚自汗，神氣稍清，庶入坦途

生地　麥冬　丹皮　元參

黑梔　橘紅　仙半夏　茯神

淡豆豉

數日後下血水頗似畜血症用犀角地黃湯加白薇童便

附

病家來札云犀角地黃湯服一劑困痛未平腹痛稍止二日後神

識漸不清似見譫妄搐搦之象因投原方火加將軍服一劑後

不見病進退然目直視加以發厥口中糜白如鵝口渴頻進參

鬚麥冬湯下至午方見微汗渴又服阿膠黃連一劑以後

宿糜漸止神識漸清次夜忽起呃逆服竹茹生薑合參鬚

參麥冬而止以後服養陰清熱三四劑口糜仍不退反見嘔噁

痛因用甘露飲加黃連維一劑停藥三四日口糜已退惟喉內尚

紅白點耳亦能聽神氣亦清飲食亦進惟痰尚盛聲猶帶嘶賢

起坐不寧脈象左弦更帶數右手數而關尺細軟不緊係臣六七

日來現調理失宜請賜一方

發熱門

方按營室期內胃防炙咳嗽吉徐年若是肝腎不足陰為陽（陽）爍也宜滋養

之

原生地　丹皮　青蒿　白薇

真枯年　橘紅　甘草　穞豆皮

北沙參

方按二十餘日用表藥不應此受表邪而不避（避）風邪伏營陰（陰）致段宜景

岳補陰益氣煎

熟地　歸身　炙甘草　橘紅

杜仲　秦艽　淡豆豉（淡豆豉）　青蒿

發熱門

枇杷叶 三 炒

要案：发热咳嗽盗汗，右脉带神，拈与建中汤

川桂枝 去皮　生白芍　炙甘草　加大枣 饴糖

自[illegible]至今已半年，其间寒热参差，反覆而热甚退，[illegible]日作，不能进食，口

[illegible]味苦燥[illegible]，此系郁素伤之证，近来又发寒热，寒时小便涩痛，热时

精漏不固，是元气[illegible]，[illegible]肾及[illegible]衰，皆因淫欲白浊，[illegible][illegible]闭，所以致溺耳

诊脉左手弦急，右手细涩，左正气亏之，邪之留连之候，能治法宜多法缠

接用补养

左尺针出腕，侧是为阳维为病，若寒热，今热不退而咽喷，鼻水，此难治

之能壮水镇降法

生地　天冬　紫菀　冬瓜子

龟板　活磁石　牛膝　橘红

杞柢肉

日前百里筋骨两伤致之空热甚伤肉应肝肾自是累之于之空热

中发盖于伤不能遽复之

归身　白芍　炒於术　香附

丹皮　苡仁　新会皮　杜仲

益母草　加槐米九瓣

上年下痢今春寒寒[redacted]寒寒热无定期　青蒿子　边蓝　半边红　紫　血　伤　气　两

也咳嗽盗汗昨又咳血脉象左弦细右寸栗宜仿羽解饮子法

背患疒 十二

原生地　丹皮　赤芍　黄芪

甘草　杏仁　花粉　穞豆皮

右諸藥一半炒用一半生用一半河水一半天泉水合煎

寒熱之後忽変口眼喎斜此風入陽明之絡宜以前藥祛風

生地　歸身　白芍　川芎

秦艽　鈎鈎　荆芥　天虫

桂枝　黄芩　甘草

身熱嘔吐泄瀉兼發風餅脉絃帶數暑風襲經陽明之症

赤苓　廣藿梗　荆芥　粉丹皮

連翹　稀薟草酒炒　赤芍　木通

夕常寒热汗出不同饮食不常一言目疾多春秋发黄者分寒东其内

热也脉细右手带滑宜古方地骨皮散

四物加地骨皮丹皮

病后渐复寒热盗汗干咳胁肋刺赤脉弦带数肝阳上扰之

淡豆豉炒熟　丹皮　地骨皮　麦冬

杏仁　香附　夏枯草　白芍

橘红　浮小麦

仲夏痰疾近复发热心中耳鸣不食右脉细涩难寻此气血两亏高年

之重症也

生地　米仁　茯神　麦冬

荷梗

丹皮　杜仲　小艸　橘紅

北沙參

向患咳嗽內熱，乃陰虛體質，所以形瘦食少，已具怯症情形。七月初旬發寒熱過十日，發表熱不止，甚至左邊太陽痛，兩週身壯熱，口渴舌絳，耳聾，又加泄瀉。診脈左手弦細而數，右手細緊，此係虛損之本病而兼外感之客邪，殊非輕藐。蓋前月飲食不能寐，分中疼楚不安，乃由虛火交才致起寒熱，病中復感風熱邪，遂不退，熱甚則昏渴引飲，脾弱不能分滲而為泄瀉。今若法理其邪，則真陰愈涸，熱仍不去；若滋養真陰，則滑泄大腸，渴必更增矣。病勢之重在乎此。就脈論治，當補正以托邪，庶使元氣不陷，則伏邪自達，乃可向安。

參[illegible]鬚　生地　白芍　柴胡

以川連　丹皮　赤茯苓　炙甘草

## 畏寒门

秋冬時常畏寒（寒），身無热而寒不退，盗汗舌黄溺赤，此内有热外有寒

宜和衛气

桂枝　白芍　蛤粉　青蒿

炙草　当归　加姜枣

病後咳嗽，背畏寒，而脉弦数，舌苔微黄，此表寒裡热之症，法宜清解

淡豆豉　秦艽　丹皮　杏仁

薄荷　橘红　玉竹　甘草（草）

背（背）寒為肺寒，亦即衛（衛）陽虚也，乃脉不柔而弦细带数，丹溪所谓畏寒之症（恶寒非寒）

是火郁（鬱），左耳右尺独弱，下焦根底衰矣（矣），衛出於下焦（焦），藩籬（籬）既撤，汗多

虛實所由來也陰乘陽陽必乘陰虛無空想之稟乎救陰固陽庶免偏勝

陰枯之患

嫩黃芪　參條　麥冬　川斛

炒棗子　冬桑葉　根生地　穭豆皮

牡蠣　浮小麥

附

病後畏風精神疲倦右手氣口脈大按之迎甚合東垣補中益氣湯之症

原方加杜仲

痰火　極

惡寒而嘔右脈滑大痰大在陽明按按虛也

葛根　漂滑石　熟半夏　麥冬

橘紅　甘草　白豆蔻　五枚　鮮蘆根　尺

又

右脈而大甚，悪寒，似屬火鬱，宜用桂苓甘露飲

桂枝　雲茯苓　甘草　半夏

滑石　橘紅　麦冬二　白豆蔻

寒水石二錢研　生姜皮

# 瘧疾门

间日瘧原非重病但瘧發之前口渴瘧發之後渴退是邪伏於内以微分達甘露不能遽止畏風汗泄脉沉弦數宜和营衛以達邪

桂枝 白芍 柴胡 黄芩

花粉 炙草 猪苓 漂滑石

加 大棗二 姜皮

瘧以禁止邪留内伏屢發热不退面目黄色飲食不進脉象虚數此温根存

風陽煽動法宜清理伏邪

前胡 秦艽 大杏仁 茵陳

瓜蔞皮 木通 黑梔 淡豆豉

甘草　加姜皮

瘧未間日發不拘時邪留募原不能与衛氣偕出也脉象弦遲宜

多热少寒宜桂苓甘术湯加清散劑

桂苓甘术加青蒿丹皮大棗姜皮

瘧頻發不已之瘧邪留血分也右脉细實左弦大和血以托邪則愈

逍遙散加丹皮杜仲諸劑皆生米炒以天泉井水各半煎

但寒不热不已之牝瘧寒起肢而不食寒則發肢反稍覺右関尺弦细是

脾家寒擾也用桂枝附子湯

桂枝　附子　生薑　茯苓

甘草　大棗　姜皮

但热不寧之腸痞盗汗　脉小而弦　法宜和营

归身　白芍　生鳖甲　米仁

丹皮　根生地　制於术　香附

淮小麦

瘧中病纵血去多而元气虚　治当补气以生血

参须　丹皮　茯苓　麦冬

白芍　牡蛎　原生地　山药

瘧病频作　久痛脉细小　劳即诸病皆来　虚故也

黄芪　於术　甘草　生地

归身　牛膝　杜仲

脈係側関界限雖得但細數形分虛實顯然矣三陰瘧久因勞而連綿

分担兼氣嗽喉痛肺脾兩傷勢必發腫以避風靜養為主

淡豆豉炒熟　秦艽　薄荷　丹皮

杏仁　甘草　橘紅　馬勃

加燈心三[illegible]

換方

以石斛　麥冬　米仁　茯苓皮

桑白皮　橘紅　秦艽　阿膠

加姜皮

久瘧延成勞怯咽痛嗆咳之苦劇要心欲收此汗如勞瘧之甚矣脈細右

寸関沉滑是上年暑氣伏於募原漸傳肺胃二經耳宜清理以驅邪補

嫩蘆根　六一散　麦冬　半夏

白蔻　地骨皮　杏仁　加蒙皮

（接方）服清理藥以後咽痛不減而更平淡咽中如有物梗而燥痒欲嗽

此由腎脈絡肺胃家水虧火旺水循脈上沖乃損症机關而心曹亦屬大

燥胃陰自宜頤木為主

原生地　麦冬　川石斛　北沙參

丹皮　天冬　生米仁　橘紅

三陰　枇杷葉

瘧久而寒熱日作此營衛兩傷乃虛瘧延變輕也面浮色淡食不納

穀為脾敗之象咽痛脈數爭殊則難投補劑病勢殊為棘手獨未定尚

肝純陽之體壯水清養方法以善後調

根生地　丹皮　麥冬　苡仁

青蒿　洋沙參　茯苓　銀柴胡

炙甘草　大棗

接方　重病服藥漸口轉調已屬大幸乃遷延多日藥餌久停病勢日深

穀納全廢面色光㿠精神手足癱軟寒熱帶空極咽喉腫痛鬱結

元虛清補兩難之證危矣

地骨皮　綠萼桑葉　麥冬　元生地

洋參　北沙參　丹皮　橘紅

橘參

天

又 宮热仍归三日瘧此亦将虚右脈弦大咽痛尚痛宜滋肝補胃

生地　鳖甲　麦冬　丹皮

北沙参　地骨皮　山药　米仁

茯苓　大枣

搗 生地骨皮　山药　茯苓　大参　加入牛膝　青蒿　参鬚

三日瘧雖輕而淡黄痛脈象细軟黄神乃大虚之兆

参芪术草　熟地　鳖甲　芎归　附子　大枣

瘧疾四作仍虚瘦腹脹脈象细弦是土為木乘也

归身　白芍　柴胡　大腹皮

橘红　丹皮　米仁　赤苓

瘧痢門

瘖後心中忡悸脈象左大右小此元氣不足陰虧火擾宜補中兼清

參鬚　文生地　茯神　小艸

丹參　柏子仁　紫石英　棗仁

加辰砂　紅綃包懸於藥中煎

三陰瘧久止後一月發怯兩日此營衛俱傷正氣不能主持也汗多

脈軟治宜補養兼之素患夢泄下焦虧損雖補不能速效

四君子加芪地歸志棗

# 痢疾门

八月起病，先痢後瘧，瘧後復痢，近来痢更加重，粥食甚少，精神恍惚，夜不能寐，現症純是虚象，兼以脉滑数而不柔，右手尤大，脉與症反，攻補兩難矣。腹不痛而肛門作痛，丹溪謂暑濕之邪下注，胃氣不和，時欲作呃，似中州清陽之氣衰微已極，雖是暑濕之邪，因清理而不應也，下上兼顧，唇以常燥，乃津液難存，治法顧此不以彼，殊屬棘手。援述病中遠出，適遇風激，當時邪果遂入，故九月變瘧，瘧又遂止，邪復内陷，此刻惟有以喻西昌逆流挽舟之法，因人參敗毒散，以望轉關，服後如痢減胃開，乃是進境。

雲苓三錢　柴胡一錢　羌活一錢　江殼一錢

桔梗一錢　獨活一錢　川芎一錢　甘草四分

痢疾門

米炒苡仁　參鬚　四分　加薑皮　四分

傷之後痢，飲食不進，齒燥舌絳黑，診下色如紋，患胃腸滑潤，神氣懶倦，此熱邪內蘊之氣，害必陰液，補兩難，至危之候也。脈細而數，右手略滑而輭，勉用養陰和胃法，以圖僥倖。

大生地　白芍　銀花　川石斛

丹皮　漂滑石　江殼　甘草

加茅根　鬱金汁　磨沖五分

接方　照前方去滑石、枳殼，加米炒苡仁、煨石羔、厚朴、木通

病後寒痢，左脈浮弦，為表邪內陷也，宜以敗毒散

潞党參　二錢　茯苓　二錢　炙甘草　五分　江殼　八分

桔梗一錢　柴胡八分　前胡一錢　羌活一錢
獨活八分　川芎八分　加陳米一撮
痢逾五旬，晝夜五六十次，脉細，此濕熱未清也
滑石　厚朴　檳榔　神麯
白芍　甘草　赤苓　木香汁
痢不止，小便少，右脉滑大，宜通因通用
歸身　白芍　厚朴　檳榔
炙草　漂滑石　紫大黃一錢後入
腹痛積痢稍減，脉細弦數，此暑濕之邪伏於厥陰，不能驟去，還未清
兩日雨空挨又現，轉為三陰瘧也

归身　白芍　甘草　紫朴

滑石　神麯　丹皮　銀花

枣汁

先痢後瘧，近来痢仍未止，盗汗又多，晨起泄瀉乎後，要空此氣血兩虧之脈細而濇，宜玉屏風散加血藥

黃芪　生白术　防风　生白芍

熟地　砂仁　炙草　云苓　北五味

大枣　浮小麦

鼻流清涕，盗汗不寐，皆是虚症，而後更溺少，脈數，左手大動，乃濕熱不清，切補之藥力，仍宜用香連丸爲妥

川连酒炒　木香　……下

神曲糊丸，作六服，用归、芍、苡仁、进术

条芩　炙草　赤苓　白芍　送下

接方：用黄连丸反觉精神倦怠，食减，痢增，是元气虚极，不任凉剂，盗汗流

冲下溜，腹胀，营卫及督之交，大脉似弦数，营阴大伤耳，法宜甘酸以存阴

萸肉　乌梅　白芍　山药

苡仁　炙草　于术　云苓

黄芪　大枣　浮麦

久痢亡阴，背痛，气下陷，阴而化火也，脉细带数，拟用景岳补阴益气煎

熟地　归身　升麻　柴胡

黄芪　炙草　新会皮　洋参

痢疾门　二十三

痢疾門

大案

髫年痢疾日久致靈臺經絡常時作太息能坐不能臥此為重候蓋土

衰脾以生金肺失清降之職嗽來必發浮腫不可忽視

米苡仁　炒白朮　雲苓　西五味廿粒 研

炙甘草　川連 酒炒　歸身　木香汁

牡蠣

腹痛下白積小腹如墜重物左脈絃細右脈微濡脾虛而肝邪乘

之也

生白芍　焦穀芽　木香 麩裹煨熟 切片　雲苓

車前子　補骨脂　炙甘草　菟絲餅

七卷

接方 右脈沉細尚溫補下焦，錯賀云蒸回而痢自止，若再正則積自除矣

人參　雲苓　焦白朮　淡附子

生白芍　北五味　炮干姜

久痢則脾敗，所以虛脹之症必須小便利，利則水都氣化，小便不通宜溫補，花氣益動三焦，若奈因能去暴，若投溫藥是以火克水，能滴必致破裂，飲之遂之，於脈象細軟，擬以脾腎藥

熟地　砂仁　丹皮　山藥　萸肉

雲苓　澤瀉　湘蓮　車前子

加參朮　蛀老

痢疾門

久痢過劳而發脉细虚此脾虚下陷也宜補中益氣湯

原方去陳皮加此五味下

痢疾反覆數次發散之擊元氣已虚以致傷風咳嗽而痢仍不止此付法

肺扶脾不足得皆以輕劑清養之

苡仁　於术　霞天麯米　黄芩酒炒

桔梗　炙甘草　炮姜　橘紅

病由勞而忍飢食冷則脾受傷自然痢復作矣土衰木必乘之故左脉

弦之大肝為風木之藏風陽交煽血乃虧經此當以四物合劉草窗方主之

大生地　炒歸身　白芍　川芎

防風　土炒白术　炙甘草　杜仲

大棗

久痢並便血脘痛至小腹脈象左小右大帶數血虛而濕熱未清也

归身　白芍　厚朴　杜仲

神麯　銀花　地榆　苡仁

甘草

下痢上嗳久而不痊右脈沈細宜脾胃双補

雲苓　白芍　白朮　木瓜

補骨脂　菟絲子　炙草　車前子

加大棗　另用金匱腎氣丸每晨服三錢

洩痢之後大便不爽或時嘔逆或時瀉水此脾胃納化失司乃虛症

也法当補以運之

于术　雲苓　苡仁　白芍

防党参　炙草　半夏姜汁炒　神曲米

大枣　穀

去秋痢後至今便溏日至数次納食減而左边足冷左手冬月牵掣发麻

極傷肝土亦衰懈不運也左脉弦细右脉沉滑宜補肝脾之陰

熟地炭　生白芍　淮山药　炙甘草

大麦冬　新会皮　薏苡仁　南枣肉

休息痢乃邪留大腸但日久营虚邪之理宜扶土調营使气血流行健運

得此自然全愈徒之以濇以清皆非正道

归身　白芍　苡仁　于术

雲苓　神曲　川斷　山药

砂仁　木香煨　大棗

休息痢已七載夏月必發者以躬耕跣畝勞倦內傷暑濕所蒸耳秋冬臟經收藏行令故不發也左脉細小宜養營法

熟地（砂仁）　川芎　归身　白芍

雲苓　炙草　党参　川桂枝

大棗

休息痢久遇寒加重脉反洪滑此寒包热邪為病宜用温六丸

滑石六　炙草一　木香五分　煨姜四分

痢疾門

宣干姜 分　紅曲 分　二神曲粉丸　先服平胃散

此為休息痢伏熱在大腸故薰結而痢不爽宜由清六丸

淡滑石 三錢　炙甘草 分　木香 分　查肉 二分 炒焦

紅曲 四分　神曲 分　打漿粉丸

補遺

久痢脾虛面色痿黄而浮理宜補脾然脈帶滑數内多濕熱徒可補

脾氣蓋

熟地　棗仁 四　白芍　白术　苡仁

山药　銀花　赤苓　炙草

煨大棗

接方 素見夢洩宜用刘松石猪肚丸

久痢忽發忽重腹痛食減面色萎黄脉象弦细此脾虚不運木邪乘

之宜李東垣升陽散火湯

煨葛根一下 升麻一下 柴胡二下 人參五下

黄芪米汁水浸炙三次 独活八下 防風根八下 生甘草三下

炙甘草三下 大棗二

痢經外載忽止忽發或重或輕總由脾失其信故也近來每似水

瀉呈時仍窒塞十次所謂氣滞而物不能出之候下乃虚中寶實之

病始维痊兹右脉细数难尋先用仲景桃花湯以温固之

赤石脂火煆醋淬三次研末 乾姜五下 二味以水三碗煎至丹

痢疾門

鹽去渣入白粳米一合熬成粥另用赤石脂末調服

下痢三載脾胃久傷中州運化失司坎位失藏失職便溏帶血溺濇不暢而精氣滲漏蓋縱水失其堤防壬水反加阻礙也脈細帶數丹尺不應自當先從尺脈思治

人參　熟地　于朮　雲苓

石殼蓮打碎　炙草　白芍　金櫻子

車前子　加荷蒂三个

去年疾痢溺濇腸痔原係腎虛之病今痢已止大便未實夜尿頻數

診左脈細右濇大胃水不能上潮於肺大腸之溼熱反移於肺也

補胃清溼熱可以漸愈

熟地　雲苓　山藥　澤瀉
天冬　歸身　冬朮　川橘紅　湘蓮
牡蠣
下痢脈大者為未止仲景之論也今痢減而脈仍大形色憔悴乃脾
陰受傷用參朮散
參鬚　雲苓　苡仁　川石斛
神麯　於朮　白芍　車前子
蛙棗
痢經兩載左脈仍大留邪在積血分宜和血不宜補氣四物加赤苓焦
术　炙草　神麯　蛙棗

泄泻门

古人以痢变泻为胃传脾渐邪易愈不知痢三载腹渐膨胀夜热盗汗此脾胃两虚今虽变泻若泻止痢仍生耳恶心呃之时至拒谷之象势殊涉重诊脉左弦右细俱无数姑与和脾阴

熟地炭（糯米拌炒） 云苓 生白术 苡仁
橘皮 山药 车前子 新会皮
建莲肉 糯稻叶 浮小麦

腹痛即并要之又复泄泻固属虚之为病然兼咳嗽脉弦数真阴亦衰难投温药拟建中法加减

川桂枝 生白芍 炙甘草 炙附

焦朮　茯苓　大棗　飴糖

久瀉右脉細弱脾虛泄瀉於五更宜兼補腎

蒼朮土炒　製焦朮　雲苓　補骨脂

車前子　白芍　炮姜　炙草

大棗

此名大瘕泄乃腎虛致肛門漏瘡久不禁病深難治之象

熟地炭　白芍　米仁　梅豆

建蓮　炙草　車前子　蛀殼

內熱身熱泄瀉盜汗脉象左大右弱此飲濕受風內傷所致泄漏風也

嫩黃芪　製於朮　生白芍　麻黃根

雲苓　炙草　冬桑葉　加大棗 浮小麥

擬方 洩瀉為脾虛，盗汗為陰虛，二症不能並治，診脉耎滑，是元气不足，内蕴温热之故，惟參連並用為佳，奈力不能辦，則他药效甚少矣

熟地　白芍　銀柴　苡仁

扁豆　石斛　橘白　炙草

加大棗 浮麥

洩瀉腹痛，右脉弦數，是木克乘土也，目赤腸風之藥，亦可治瀉，姑借用之

茅山术　赤苓　木通　防風

藁本　車前子　神曲　白芍

甘草　三帖後加酒炒川連

瀉雖止而咳嗽晡熱不減恐延損怯若用陰藥瀉必重來宜一地黃湯加減

熟地　五三錢　雲苓　丹皮　山藥

青蒿　女貞子　北沙參　白芍

夏枯草　杏仁

接方　去蒿　白前　桑枯炙　穭豆皮　麥冬　苡仁

去秋失血頗多真陰自然虧損似容消瘦漸至咳嗽金水兩衰原經

病近來身常畏寒是不獨陰虧即元氣衛氣皆已虧之而又腹痛泄

泄泄精神何以支撐至左脉弦細右寸濶消數此因平昔嗜飲腸胃

間常濕熱留滯不得以虛之一字概之法當先去其濕熱至後再商

周右

桂枝　生白芍　甘草　黄芩

滑石　六神粬　厚朴　生白术

加蛀棗

又用川連（一錢）切片酒炒　木香（五分）切勿見火　神粬糊水丸　每服三錢

接方

瘧勢已減，脉數未退，此脾陰虚，宜六君子湯

六君子加神粬

## 痞塊门

痞塊有痃癖癥瘕之別，而大旨不外乎積聚兩端。聚屬腑，屬陽；積屬臟，屬陰。聚猶易治，積最難消。今積居腹內，實而不移，日漸充大，上抵胃脘，以致飲食漸減，此要務也。臍間又起一塊，邪愈盛，正愈衰，恐脹大升喘嗽，是消補兩難之勢。勉擬一方，先扶正氣，以探動靜。

大瓦楞子（米醋煅，研末） 歸身 白芍 霞天曲

香附 新會皮 苡仁 加參鬚

脘下見塊，初如珠，近如桃，漸覺脹悶，此越人所謂脾之積，名曰痞氣，在左。脉弦，右脉細，是中氣不足，肝邪侮土而成。潔古云：壯盛人無積，虛人則有之。故養正積自除之說，宜推此症。

歸身　白芍　香附　砂仁

於术　西天麻　苡仁　神麯

加雞裏金

內經云邪之所湊其氣必虛積踞中脘則脾胃之氣弱可知煩勞或

忍饑塊之時間更甚是係虛症所徵當空更甚左塊由痰氣所結則

流通空則凝滯按左脈弦要而後宜和肝補脾佐以緩之消痞

之法

歸身　丹皮　白芍炙　麥冬炙　羊蒸杞炙

于姜炭　於术炙　海粉炙　橘栗炙

淡苡仁炙　雞內金炙　空食麩粉丸

潔古云養正積自除內經[redacted]謂衰其半而止今痞痛稍減但[redacted]穀納甚少脾虛豈可攻積此不必衰其半也補脾健使納[redacted]穀[redacted]能化則脹痛自愈氣血一充痞癖漸消耳

人參二錢另研加入　霞天麯一錢　半夏一錢[redacted]半　苡仁三錢

真於术一錢米汁水浸一宿飯上蒸廿次　歸身一錢　白芍一錢

杜仲一錢　罌粟附子五分　橘[redacted]核一錢半

神麯三錢糊丸

右關滑大左寸關細濇胃中嘈氣上衝夜不寐而大便堅濇此心脾之氣不通痰沸湯陰阻隔法當宜辛苦以開內痺

生半夏滾湯泡九次一錢　遠志肉　柏子仁　茯神

以桂枝　炙草　枣仁　石菖蒲

榆荚肉

接方　痞癖在中脘　右关脉反沉细　此脾胃气弱　肝邪得以侵擾也　便濇胸

痺按摩法清降兼司以補為通　潔古枳术丸最妙　佐以泄肝之经药

生於术　切粗片以米泔水五六碗煮烂打餅晒燥切片炒焦　二钱　枳实　麸炒钱　半夏　姜汁炒钱

茯神　去心二钱　远志肉　钱　栢子仁　去壳去油钱　炙附子

冬葵子　钱二钱　薤白头　半斤　捣汁泛丸

痞在中脘　納穀不化　脾虚气以健運也　右脉反大按述初起吐血一口　飲涼

茶而止之病根原因血阻气滞　且与銷鑠痞積法

旋覆花　鬱金汁　蓬莪术　米醋浸半日　一钱　霞天麯　炒

归尾　香附　製於术　枳实

新绛绒

痞癖左右痛留气分宜枳术丸气汤加减

香附　小青皮醋炒　半夏　大荔核

鬱金　枳壳　归身　木香汁

痞癖升聚上脘贯门之分坚硬作痛此木乘土位危[illegible]也

归身炒　白芍炒　製於术土炒　苡仁炒

砂壳炒　蜣螂去头足取腹炒以砂仁末拌入腹中同炒焦　香附炒

霞天曲米炒　黑山栀炒　五谷虫酒炒　為末早晚分服[illegible]

少腹痞痛左畔有块按之更痛此气滞厥阴也气滞如血注利下赤積

診左脉细濇法当和血以调气

归身　乌药　鬱金　厚朴

槟榔　甘草　滑石　神曲

木香汁

癥瘕乃脾虚不化以致痰阻瘀凝渐成坚块此惟元气渐旺方可

銷鎔至于按摩肌肉觉痛者亦因营卫虚其運行不能通暢耳

归身　白芍　茯苓　香附

苍术　半夏曲　楮实子　鳖甲

大腹皮　去鳖甲加参鬚

黄热三日即退随小腹结块作痛近来块散痛不止此因身热之时癸汛適

至遂停瘀沸不清扶邪留结下迸与产後败血流经同义脉细而数防发痈疡

桃仁（研熟）一钱　製軍（酒）三钱　归尾一钱　蓬术米泔一钱

甲片（生漆塗炙三次）一钱　上肉桂（去粗皮如見大）一钱　木香三钱

没药（热砖压去油）一钱

煉蜜丸每日早晚各一服早午晚服爲閒水下

## 補遺

潔古云壯盛人無積虛人則有之蓋凡元氣健旺者脾家運化有權則水穀之精華上升糟粕下降清陽自陞升降濁陰不致凝滯豈有五積六聚之病今病人右脅起形如痞癖漸大而漸移至中脘此乃脾敗

痞塊門

楊木賦也平素多思多鬱沉涸不快脾家生陽自窒氣運之機已廢
因借燒酒以澆其塊磊晨夕頻飲豈知酷烈之性劫耗真陰胃汁脾液日
就乾槁而血泣氣閉塊乃愈大撑滿賁門地位始近髑骬骨際時痛難
堪飲食不進形瘦面白要人匪以壯精神遂不可問矣夫越人論五積各見
情形并之起自右脇似乎息賁直抵心下又似伏梁然細審之皆胃絡
藏氣謂脾為坤土寄於胃之右畔以膜相連亦在右脇章門是脾穴脾
家困頓日久傳導失司痰氣膠結肝邪又侮其所勝釀成斯疾今
心肺雖淺也但佔踞中州太倉之路隔塞不通運營之行兵餉道路為敵人
所截萬衆不立散乎當以何法以救之若依養正積自除之說恐
本元未受益而堅壘反助長矣若依去疾莫如盡之說恐除堅不能動

正气已亏，脘痛矣。况脉象弦细，右手尤弱，胃气虚甚，难投峻剂，姑与和解之方，再图转变之道，录后裁酌。

归身 米炒　苡仁　海浮石

白芍　於术　砂壳　橘白 炒炭

六神曲

再以消补兼施之法，作丸服

九香虫 去头足取腹，以砂仁末拌 拌以盐末　五谷虫 酒洗 钱　於术 钱

人参须 研末加入　小川连 切片酒炒 钱　鸡内金 酒洗炒 钱

熟半夏 钱　海粉 米泔炒 钱　香附 米泔炒 钱

用焦神曲 五　打浆糊丸，晨服[illegible]，夜服[illegible]

懶倦為脾虛，短眩為血虛，脾不運行，血不流通，故右邊大腹似痞似癖，堅硬不高為實，然溫通補益之藥均未見效，致前診右脈頗克沛，擬以阿魏麝香散消之

水紅花子（炒）一兩　生白朮一兩　歸身（炒）一兩　肉桂（去粗皮，切，見火）三錢

荸薺粉一兩　豬苓一兩　川附（米醋炒）一兩　鬱金一兩

真阿魏（米醋煮烊搗入）一錢　用神曲糊為丸　打紫粳同阿魏和藥搗丸，每晨

開水下三錢，隨用饑壓之

按之則堅，推之則移，為月以來，此內經所謂腸覃也，但塊漸大而上升

至月為甚大，乃肝脾兩虛，攻劑斷不應宜，宗潔古養正積自除之旨

歸身一兩　白芍一兩　川附一兩　白朮一兩

鱉甲 刮淨米醋炙 炙三次研　荸薺 去皮磨粉 晒乾研　雲天曲 研 米

土瓦楞子 火煅米醋淬三次 研極細末　朱藥子 以研

蒼朮 用羊肝二具 去膽白水煮一炊 同藥搗丸

此即金匱所謂心下堅大如盤乃飲氣凝結而成原屬難治之症又前投補劑

不應宜用消補兼施法

生於朮　江枳實　仍姜皮　茯苓皮

炒麥麯　砂仁殼　澤瀉　昆布 水洗淡

海浮石　加荷梗

此病閱二載矣餘服藥已多據述產後驚暈以手摩胸而延心下

高痛家患偏於右其痛實痛處漸攻常多冷汗更兼心跳難寐睡去

身为浮肿水面形似充盛而面与足常带虚肿脉象细涩初诊用枳术党
参归身茯仁米附茯神丹参远志枣仁瓦楞子等虽相安而不去病
故又转至此方又来诊云上用消剂似不对病症今不宜就诊方中惟于
术党参一方颇觉合因仍用党参枳术远志枣仁茯神杜仲红饼归身
米附茯苓

腫脹门

髑骭及旁脅逼中脘，所食輒脹，仰臥則痛，此肝邪凌胃，病由勞心及多怒而得，脉象左弦右滑，當以疏達之藥治之。

歸身　白芍　香附　神曲

半夏　牡蠣　新會皮　茯苓 桂 术

中脘或痛或脹，迭發不止，但脹多於痛，脉經左大右實，宜用王璆厚朴煎丸畧加減。

紫厚朴一斤，去皮切粗片，用老薑半斤，不去皮切粗片，全以水煨一日，夜以乾為度。取出老薑，再用干薑、炙甘草各[illegible]，仍同厚朴用水煨乾，取出甘草，只用厚朴、干薑炒磨為末，另用木[illegible]半斤切片煎湯泛丸，每晨服[illegible]。

厚朴煎原方

厚朴一斤，去皮切粗塊，用老薑半斤，留皮切粗片，同以水煨

腫脹门

一日夜去姜再用干姜一兩 甘草半 俱切片仍與厚朴同煨一日夜以汁

收乾為度去甘草只用厚朴干姜炒磨細末另以大棗一斤 去核生姜

買留皮切片同以水煨棗爛為度去姜取棗去皮同汁和藥搗丸

土為木刻 特而食減 脈象細弦 法宜運脾

雲苓 于术 炙附 白芍

川石斛 杜仲 神曲 白蒺藜

丹皮 姜皮

接方

生白术 一斤 切粗塊以糯米泔水廿盌浸透一日夜煮乾取出搗成餅 晒乾再搗碎以 陸

進鍋巴 半斤 炙附 半斤分四股以童便 黃酒 米泔水 米醋 各浸三日夜晒乾

右為末用大棗半斤煎濃湯泛丸

脘懣不能納穀，見食即畏，是胃病也。用通陽不應，脈象上盛下虛，宜思

腎為胃關之說

生地 砂仁炒　川石斛　杜仲　虎膝骨

牛膝　甘枸杞　瑣陽　新會皮 鹽水炒

脈細左累絃勁，肝邪亢而元氣衰也。本中宮大土位之下，又無火，左熱右空。

濁陰作脹，作痠是膈症之基，姑與辛苦以通曲直之路

川連 三分用吳萸一分以淡鹽湯浸取第二次汁炒 川連浸川另鹽沖　半夏

川楝子　炙附　香附子　烏藥

葫蘆巴

又方

川連 照前法製　炙附　川楝子　青皮

肝脹

當歸　神麯　生梔仁生炒下姜汁炒黑　另買小温中丸

白茯苓　白术錢半　廣陳皮　生薑湯送下丸藥

穀食入胃即脹，食滯運滯而脹不減，便結二三日一行，脉細按之堅且遲。此肝邪侮土，氣道燥濇所致，宜寬中潤下。

歸身　白芍　鷄裡金　香附

枳殼　麻仁研錢　蔞仁研錢　鬱李仁研錢

鬱金磨汁

腹脹不能飲食，右寸關積大，左三部右尺細濇，此肝胃滑寒而肺脾之氣不化也。

雲苓　桂术　肉桂　鷄裏金

砂殼　厚朴　炒蘆巴

寒熱咳嗽面浮腹腫脾胃不偽右脈細耎此危癥也勉用真武湯以圖僥倖

原方用姜皮加牛膝車前

夏間咽血半餘遂起腹脹此血竭而氣乃散漫所謂氣塞中滿也分形如鼓中空無物故名鼓脹茲見其脹腹而滿之是塞之也但右脈細耎左脈弦強參土敗於木賊不能痊愈耳

參鬚　麥冬　苡仁　丹皮

生地　於朮　橘核　車前子

向多痰嗽每遇傷風累月不止近來忽變膚脹腫痰嗽遂纏此兆疫

腫脹門

之注於肌肉之脾虛挾濕則生痰濕阻于脾不生痰而為腫脹其理

也宜用滌肺蒼术丸

紫蘇 一斤 水廿碗煎成膏去渣　生蒼术 一斤 切片晒乾礳細末

以紫蘇膏丸如 每晨開水下三錢

則為浮腫脈象緩擬脾虛不能制水之泛濫於肌膚之肺得水而浮故

不得臥

茯苓皮　苡仁　澤　橘紅

桑白皮　甜葶藶 四錢研　大腹皮　麥冬

萊菔子 四錢研　姜皮　服五帖病大減

換方　桑葚葶藶桑皮蔔子紅棗椒目橘實子另用生濟腎氣丸分服三錢

穀稍進而腫不減脈仍數左小右大診詔聲陰則陽氣以化內熱便泝溺赤

腹脹脾腎兩虛治法不二種并之惟耳仍怪遷延未愈

熟地　山藥　雲茯苓　丹皮

白芍　於术　參鬚　棗肉

接方
脈數因參喧不動宜勤做古人治脾陣因參苓丸補脾清濕熱

法

於术各半　雲苓　蘆月參以未　參鬚另研細末加入

川連切片姜汁炒　五穀蟲泥洗以未　苡仁各未　不炙仁各

遠志各　六神麯各　打漿糊丸

左脇向有痞癖漸延脹滿穀食大減便下黑積脈象左弦數右細濇乃

土敗木賊，至危之候也

归身　白芍　炙附　川連江炒

焦白朮　苡仁　木通　郁金

木香汁

腹脹脚腫，右脉細弱，此脾腎兩虛，前用補脾不應，宜立齋景岳法

金匱腎氣丸

夏秋霍亂二次，中州運化失職，胸悶不快，加以痰氣頻嘗畢丸，脹大甚

中下二焦清濁混淆，遂成腹腫之症，近來小便甚少，大便每日二三次，似

痢非痢，據由木鬱土衰，真陽既敗，真陰無潤，故泉源竭而下流乾盡

現在脉路黑常，此逆之候也，及目足加以咳嗽，吐痰甚多，喉間常有痰声

是因元气虚又兼受风邪，旧病合新病，其势愈剧。诊脉左手弦细带数，
右手略大，右尺关滑弱带数，神合参之病起于心肝之抑郁，渐至于脾肾之伤，
残诚之膏脂之实状。拟二法，一先治嗽以清其标，一用温通以顾本，犹恐病
深浅未易奏绩也　方候酌之

前胡　淡豆豉　桑白皮　檄目
苏叶　方杏仁　刮橘红
接方　云苓　白术　附子　干姜　淮牛膝
车前子

中　雀盲目门

雀目多夜眩，蓋肝血虚則木強侮土，土失運化，濕熱壅遏，而成眩

今右脉沉滑，宜用大鐵沙丸之藥，未備，且進湯方。

生地　归身　白芍　川芎

生白术　苡仁　砂壳　麦冬

苓皮

又　雀目稍好，退腹脹未消，肝脾久傷，豈能速愈。今右脉稍大略和，是

脾不來復之机，宜以地黄湯加減

生地　白芍　粉丹皮　山药

丹皮　泽泻　麦冬　於术

砂仁殼　　歸身

噎膈門

噎〻鍾病恐其成膈右脉滑大且弦消痰順氣

歸鬚　　熟半夏　　杏仁　　柏子仁

枇杷葉姜汁炙

接方此番右脉弦大肝病夏肝往猶為彼善於此噎〻雖稍潤但仍燥色

悴尚屬津枯氣燥宜參鬚人乳輩以濡補之

炒熟桃仁去皮尖　　歸鬚　　黑芝麻研末　　柏子仁

杏仁子

噎〻氣在胸中氣不交通即噎膈之基嘔出痰水色紅是從胃底翻出

病根深矣診脉左細右滑大便數日一通不能以氣逆而用辛溫之藥

归须　熟半夏　炙苏子　霞天曲米

新会皮　川石斛　大豆卷　参须

接方　咳气虽减于前，而右脉大而带神情，是脾阴不足，胃肺不能下引，致

小便白，则肠间宽快，小便赤则满闷多嗳，此肠机窒，则既餐矣，脘至

磨脐法　晨睡醒即漱而不见赤，係中气衰之证，法必宜补养，大贵

节劳

参须　川石斛　扁豆　归身须

炙苏子　半夏　炙附　良姜

枇杷叶

肠痈已成，法当不治，右脉滑数，姑用淋降和血法，以延日月

洋参　熟半夏　麦冬　冬瓜子

白蒺藜　川石斛　归须　橘核红

枇杷叶

膈噎已成，右脉沉细欲绝，不治之候也

白术　霞天曲　白芍　炙草

半夏　冬瓜子

又　去白芍，加麦冬、归身

脘痛极而吐血，血将来恐成血膈

归须　冬瓜子　旋覆花　香附

木通　加麦芽、青葱管、新绛织

脘痛吐水便闭溺短此内经所谓地气冒明也肝脉挟胃上行木乘

而阳明之脉不得下走浊阴攻逆此乃膈症之基也右脉弦细面色㿠白

法宜抑木和中

归须　半夏　香附　冬瓜子

新会皮　郁金　参须　赤苓

青皮

膈间隐痛已久如有梗状此噎膈之机也病由愤怒而得以肝脉贯膈故也

旋覆花　瓜蒌实　橘核白　麦冬

川通草　冬瓜子　柏子仁　降香

又肝陽上冒膈間之痛雖止似覺氣塞至咽不能開降總由木性升

宜當先降耳

归鬚 半夏 桃仁 橘紅 澤瀉

白蒺藜 紫菀 沉香汁

噎塞至咽不舒由上焦病也年逾六旬難治

归須 半夏 杏仁 紫菀 麥冬

川石斛 枇杷葉 杵頭糠

耳鳴乃腎不納氣逆自氣海上沖阻於膈間味飲不能穀納以暢

此噎膈之甚也由於肝陽上逆肺胃失清降耳 治在下

焦

噎膈门

归身　冬瓜子　熟地　紫菀

淮牛膝　橘核红　茯苓　川石斛

沉香汁

又　上焦气结少舒，出穀纳入胃，必由脐下足气上衝，作嗳方能下行，仍是天不交泰，气机窒塞之象。病由抑郁而致，据恐其延成噎膈，此时暂进疏达，启中宫之法。

旋覆花　半夏　冬瓜子　归尾

橘核红　郁金　川石斛　柏子仁

沉香汁

噎膈已成，大便常秘，日久努挣而出，又不坚结，此血虚气滞，传導失職矣哉。

耳

归身　白芍　半夏　郁李仁研

柏子仁　碍　作蔞皮　川石斛　黑芝麻

脘膈作痛阻碍饮食吐出清水瘀血甚痛稍止数日而复作是血膈症

最难痊愈左脉弦大右脉细软宜柔肝补脾

归身　白芍　苁蓉　参须

以梅子肉　生于术　橘核　炙甘草

参三七磨汁冲

日来稍进粥饮亦属可喜望左脉弦大略数右涩尺伏觉细涩此肝

阳上亢凌胃土而吸肾水中下二焦津枯气燥膈豈终阁通宜

以六君合左金肝胃合法

參須　于术　茯苓　熟半夏

甘草　归須　香附子　川連

吴茱萸　加淡姜汁一匙

## 呕吐门

要不久而呕吐时常粥饭反胃之基右脉滑数宜消痰清火

熟半夏　云茯苓　厚朴　旋覆花

代赭石研（大煅醋淬共三次研末同煎）　甘草　竹茹

生姜皮

木克土哀右胁痛连胃而干呕诊脉左弦右细宜和肝温胃

归身　白芍　香附　熟半夏

川楝肉　高良姜焙　吴茱萸（淡盐汤泡三次）

时时作呕多食则干呕之势反止此胃虚衰填补之宜六君子汤但人参难办以他药代之则効鲜耳

防党参 制于术 云苓 远志 生姜

冬瓜子 白豆蔻 新会皮 炙甘草

加姜皮

纳谷则呕甚则咽血左脉弦大肝阳上逆也

於术 云苓 沙参 生姜

新会 炙草 扁豆 洋参

加茅根

接方去炙草加青州饼姜汁制附麦冬用法作叶氏养胃汤法尤

不饮亦自吐水斗许幽後嗳气吐时饭粒略不带出菜则必不存胃此

反胃之甚以菜乃甲乙之属而土衰不能留之耳

雲茯苓　焦白术　熟半夏　炙附

苡仁　吳茱萸　伏龍肝　煎湯代水

另診　起於聤耳潰痛，是少陽風熱之邪。少陽與厥陰為表裏，臟腑

邪傳臟，勢多反覆。雖因屢次傷食，實由操心多思，心肝之火易于上升，

加以素性嗜飲，酒之濕熱積中，進生痰阻氣，故近日作嘔作噯，不能納

穀。蓋土虛木剋，則運化失司，而痰隨火升，而胃陽失宰也。左寸脈細弱，

勞神，右關細而弦，該證肝氣過旺，肝亦自傷，心血久耗，心難自主矣。右

三部脈形小而脈象滑，脾胃兩衰，痰熱未清也。合參之，乃本虛標實之

症。調理得宜，可以漸安，若不能拋開心計，時生煩惱，則木亢脾傷，恐變

瀉痢腫脹，務宜寬懷靜攝，庶幾投藥易効。擬方　高明裁政

丹參鹽水炒　茯神　半夏　枳殼

白蒺藜　川石斛　杜仲　冬瓜子

球棗　陳佛手

又診：據述服藥後脘悶已寬，痰淅亦稍減，是脾胃運化之机稍長固佳兆也。但口易燥，發熱，舌淡，苔微黃而寐艱，推原心脾虧損，此刻肝氣稍和，必以培補心脾爲主，使離火能生戊土，則子以合治，精神旺漸矣。

參須　茯神　米麦　冬蒸于术

益智仁　杜仲　棗仁　遠志肉

生姜皮

又

照上方去益智，加川连（黄土炒）

又　眠睡颇安，嘈杂（酸）减，即是受补，将受其胃口不开，气力软弱，总属中气虚而运化失司。经补何以奏功？但于补法加消导药，兼合茯苓饮主之

参条　于术　茯苓　枳实

熟半夏　川石斛　環粟　姜皮

## 呕吐补遗

积饮在中，清晨吐呕，呕多则津液不能下溉，故大肠燥。立方法宜健脾以祛饮

生白术　云茯苓　吴茱萸　干姜

杜仲　泽泻

停饮呕吐脾胃湿邪自心下蠢悸脘中痛自觉水宜为患然服燥药不应而便泻食减渐现虚象则脉当细弱方为合症今脉来洪滑紧数是脾阴胃汁两亏而湿邪仍不去也润药燥药岂宜并投就中合参加味温胆汤乃以逆行不悖

云苓　半夏　人参片　麦冬　新会皮　廿一

竹茹八分　炙草　白豆蔻　鲜姜汁冲入

两诊呕吐左脉弦大紧数是木火上升阳明胃腑不得顺降之故宜温胆汤加减

苓　橘　半　米　豆蔻　枳　炙　附　竹茹　生姜

右脈洪滑陽明痰火上升而為呃吐法宜清之

半夏　厚朴　麦冬　白豆蔻

橘紅　冬瓜子　活水芦根兩

咳〻喘〻呃〻三症並作能坐不能臥脈細右弦恰合旋覆代赭湯症

旋覆花　熟半夏　參須　加老姜一片

代赭石　赤苓　炙草

呃〻厥陽明今以酒厚味而作呃〻此陽明受濕熱之或時作咳〻而見酸黃水上逆陽明之脈失於下行耳左脈細右脈滑腎陰虧而濕熱上逆當思腎為胃關之義

參須　麦冬　半夏　雲苓

白豆蔻　冬瓜子　石斛　逆水芦根

腸鳴泄瀉脾虛而挾濕熱也瀉止吐作乃濕熱上逆延成反胃比瀉更

重此由勞倦傷脾加以嗜酒積成濕熱所致脈須帶數未易愈也

赤茯苓　半夏　冬瓜子　扁豆

瑑粟　白豆蔻　香附　焦於术

咳嗽作吐古人作肺痿大但不發不若更兼泄瀉兩脈弦細此由木來乘

土宜抑肝補脾

參條　半夏　雲苓　白芍

苡仁　扁豆　白豆蔻　姜皮

又 吐瀉日久中氣必虛曾服湯藥不應宜用真武丸溫補中下並

法

真武丸早晚分服半参湯下

耳鳴頭痛乾嘔脚腫右脈細弱乃中气大虚非参术不効

参條　半夏　麥冬　白豆蔻

雲苓　杜仲　橘紅　苡仁

姜皮

年六十外瘦弱乏力者壮火食气也吐血所由來矣至於額腹痛吐黄水頸

筋搐痛胸痠不寐又以劳心思大肝陽吸耗胃陰以凌梅湯服之後大病情

繁頤且以加味温胆湯抑木和中

参須　雲苓　半夏　炙草

白蒺藜　小草　杜仲　青盐

竹茹　姜皮

又　泛食即吐，吐之后不复能食，迷痛，溺赤耳鸣，脉象沉细似绝，此肾胃两虚，

关门撤而下，进之阴火直犯中焦，势所致食入即吐，是有火也。

熟地　云苓　紫石英　枸杞

牛膝　覆盆子　胡芦巴　大茴香

锁阳

火升呕吐时带下血水，心中怵惕不宁，口糜不能食物，阳亢阴衰难

愈之症

云苓　半夏　牡蛎　五倍子

白芍　杜仲　新會皮　加芦根　茅根

接方　生地　小草　麥冬　茯神

石斛　牡蠣　香附子　新會皮

芦根

穀食不能下膈，必去其痰，然大要用運化，若遇茶湯之即吐出喉間。

如是物鯁咽間梗之甚，非輕病也。

雲苓　半夏　香附子　橘紅

麥冬　柏子仁　加蔗汁水洗淨汁　法製蜜薑

反胃方

半夏　制附　香附子　薑炙

另用田螺一千个分置十缸取底缸泥為丸晒乾每日以前湯藥送下（田螺必須放生不吃）

諸痛门

脘痛久不愈脉大按之有力此土敗則木賊將来防变鼓脹难治

归身　白芍　枸杞　烏梅

川椒去核并去闭口者十四粒　川楝子肉　焦米一[illegible]

江壳　橘糕葉　另用烏梅丸廿粒　参湯送下

又方　烏梅[illegible]方　沃粉等　煎湯常服

又方　大荔枝一个鑽一孔入青鹽三分　木香三分　纸包煨存性研末開

水送下

向有脘痛之症丹脇脅脹隨發嘔吐此肝邪凌胃氣升不降升久則

血隨氣溢丹次吐溢鮮血今診脉象弦多胃少　恐血又復發宜内觀

靜養庶可却病延年

人參　雲苓　麥冬　白芍

炙甘　歸身　沉香汁

脘痛而堅硬如石此氣凝血泣恐生胃癰擬仿千金湯加減

川楝子研末　旋覆花　真鬱金　粉丹皮

橘核白　青皮　新絳絨　青蔥管

氣注小腹攻衝中作痛延及腰背氣常欲迫促欲遠行乏力兼夢

洩皆虛症也脉象左大右小陽乘於陰病由勞心而損及于腎須注二經

調養則愈

砂仁炒熟地　杜仲　桑螵蛸切片炙黃　石菖蒲

遠志肉　茯神　北[illegible]巴　青木香 切一錢

澤瀉　砂仁末 冲入一分

接方　前患小腸痛、腸氣重痛，今已輕減，而氣仍不能接續，中脘仍痛，經痛懊憹，雖狀。診右脈尚弦大，是肝陽內擾，不獨在胃之虛也。常見證水虧而尤為肝火往發，且与草肝和胃法

香附　半夏　川楝肉　茯神

杜仲　白芍　小草　高良薑

山梔仁 去殼以淡姜汁炒焦　川貝

左脇痛之後，嘔下紫血，此肝臟內傷，難愈之病，姑擬峻補肝陰法

熟地　八分　阿膠　歸身　白芍

白芨　寶珠山茶花三朵　茅根

高年脇痛右脉細要土不栽木也　紅參不兔

歸身　白芍　于术　制附

菟絲餅　川楝肉　炙草　杜仲

青橘葉

腹痛上連胃脘或止或作脘痛則嘈止其腹中之氣或冲胸膈

或延脇背向未曾嘈痛必稍輕若嘈則脘痛必減但此木郁土中之象

噯与嘔逆之义也癸汛間兩月至者痛久而血虧耳但脉象弦數之

故此症治宜益術郁生火之能食气耗血損歸脾損怯一途斯时治法

仍從木鬱爲主，治脉弦減小者

旋覆花　新絳絨　半夏　香附

歸身　白芍　川楝肉　新會皮

少腹痛衝中脘傍及兩脇，是肝邪凌胃也。舌苔灰厚，大便不通，搖由氣壅濁閉所致。右脉細濇模糊，指殊深重，仍擬宣通法

歸身　白芍　香附　草豆蔻

川楝肉　橘核　白蒺藜

臍之右畔自少腹斜連季脇，突起如上衝，按手按之即散，此是氣積瘕，因肝邪而結聚，大文右脉弦急帶數，宜古方烏頭梔子湯作丸服

川烏 又 置竹器內懸長流水中漂七日夜取出刮去皮切片晒干

鮮生山梔 搗碎以淡姜汁炒山沖進

用白麵 又 打漿糊丸臨卧下半

脇痛已止脊痛不除臍上氣吸肉縮脘中氣實高脹行須僂俯不能

舒泰此任督兩病也

鹿角尖　熟地　菟絲餅　杜仲

女貞子　炒歸身　川楝肉　白芍

香附

背痛徹心脉細之束太陽之陽也

川桂枝　半夏　甘草　香附

以蓮心切片三个　泡湯煎藥用下

背脊脇腸環繞皆痛左脈沉細此肝腎兩虛議以通絡恐其見血

炒桂枝　歸鬚　杜仲　桑寄生　辛

牡蠣　枸杞　白芍　鹿角尖　辛　鎊蜜酒拌炒

加十大功勞叶　去刺洗淨　辛

胸痛脈宏絃大是肝病也肝脈上貫膈布脇宜用黑逍遙散

歸身　白芍　柴胡　茯苓

炙草　於术　通草　熟地

脅傍肋骨右邊高突食物皆礙著於此大便閉結不爽此肺氣不降以致大腸乾涸宜旋覆花湯加減

旋覆花　冬瓜子　江枳壳　桃仁

川楝肉　紫菀　半夏　新絳絨

青葱管

右脅疼痛乃肝陽上搏肺絡气阻血注於乳下期门穴中作声呼

吸交痛此因為鬱憂所傷或為努力所傷防其絡破而血上涌溢診

脈弦急宜旋覆花湯合葦莖湯加減

旋覆花　新絳絨　桃仁去皮尖研　紫菀

枯葦莖　冬瓜子

腹痛气升鳴响向得食稍後更按之減是寒症之痛止而較作者大腸

脈弦在肺耳大便三日一行并多嘔吐濁陰上逆不肯下降病雖虛

而六腑以通為補，当思此旨

香附　郁金　归尾　白芍

瓜蔞實搗碎　杏仁　胡盧巴　枸橘梨去穰二枚

檳榔汁冲

眉稜骨痛是血虛，血藏於肝，肝衰不能藏魂而寐少，其間日者瘧

即病似瘧之义

鹿角　归身　白芍　茯神

遠志　生地　丹皮　甘菊

[redacted]

脘痛而兼二三抽，肝脾俱病，木土乘勝也，按述痛如起，必先嘈雜佳，痛时

必兼脇痛木火戕中顯然矣脈細而耎宜用鼓峯滋腎生肝飲

加減

熟地　歸身　白芍　香附

炒白术　炙草　雲苓　牡蠣

心嘈脘痛便溏左脈弦數右脈耎

半夏　生白术　白芍　香附

川楝肉　川連　生山梔仁炒　青皮　淡姜汁

甘草

胃痛本非奇病類發作久元氣日衰且諸藥不應病根深矣尚附大

渴身熱而嘔逆嘔汲姜汁稍後渴飲作瀉腹痛本宜標擬的係厥

陰經病盖木失水涵肝陽易動上冲第二次發經水大下血枯液燥痛必頻作脉轉弦已跡尚未發之時脉弦細數久按重按則要血虛氣亦弱矣漫言去痛之根且先固本為主

金水六君煎加参須 糸附

乳上胸脇作痛脉弦帶濇是血不養肝之氣鬱而痛也

归身 白芍 丹皮 糸附

柴胡 甘草 白蒺藜 山茨菰

蒲公英 乳香去油 原蚕矢

腹痛多在四更痛作欲但甚多臍左筋似牽急若挺直之狀痛交若是肝病也肝主筋之膜膜而攣故可屈不可伸恙月四更後

背痛門

男寅时乃木旺之候，左脉弦劲，柔肝则愈

归身　白芍　紫石　炒　生鸡血　米附

炒枣肉　橘核　荔核　炙草　延胡索

接服去柴胡延胡，加生地、杜仲、橘核、桑、牡蛎（此症若兼泄泻

则用白术、苍术，脉细软则是宜主收引，当用茱萸、橘核、茴香、补骨

脂之类

小腹左边是厥阴部位，时痛甚，下连谷道，乃肝火湿热下注，所以

癸讯亦淋漓不断，甚或痛必重，得转矢气觉快，矢随气泄也，左脉弦

数，宜清宜补

归身　白芍　米附米炒　以连　切片拌水　以下

柴胡 下 升麻 下 江枳殼 炙草

生地 炒松仁以 椿根白皮 辛

背為陽之虛則背重況脈象細濡右脈尤弱四肢倦怠夜多小便

背命門火衰之症宜斑龍加減

鹿角霜 辛 鹿角膠 另 熟地 姜汁以 雲苓

補骨脂 胡桃肉以 菟絲餅 覆盆子 另

腦後為太陽脈所循行作痠為太陽之陽虛也連腰腳要脈

痛皆陽失維綱維督脈右脈無力宜以溫補為主

黃芪 於朮 杜仲 雲苓

白芍 鹿角霜 補骨脂 車前子

背痛門

去棗[illegible]肉為丸

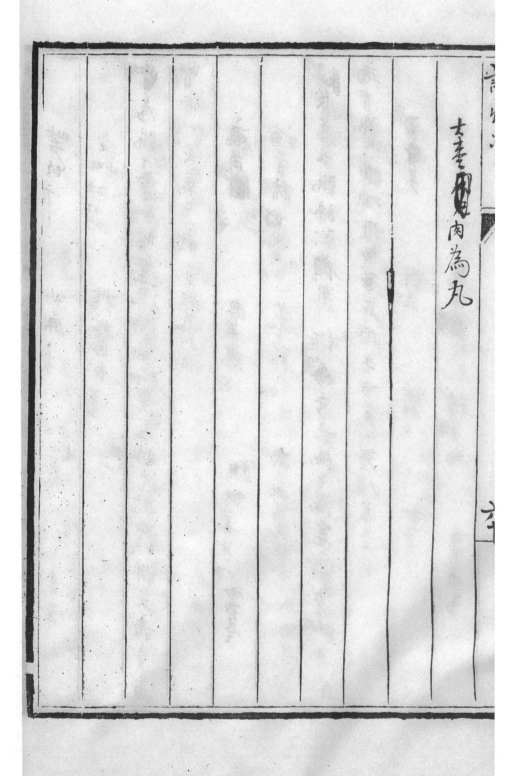

# 鬱門

内經以喜樂出膻中，今襟懷不暢，恭欽之自得之意，蓋緣久鬱則清陽失司，生機不能靈動，心爲之厭煩，難耐寤寐，氣難起，夕肝陽心火易擾而不寧，宜擬宜滌痰，以滑濟之，然譬諸盞中燈添油，炉中炭灰之法也。

茯神　遠志　棗仁　丹參

歸身　半夏曲　柏子仁　石菖蒲

麥冬　萱花　人參

神曲　秫米　丸　金箔爲衣

去年卯月鬱症生陽不能舒布矣，加以驚恐則肝膽亦病，自然鬱火竄絡多蓋陽不入於陰，血不協於氣也。今屆六旬之外，血更衰，痰湧生，胸膈右邊不能融暢，便燥結痛，著衣不便，臭亦不知。其此由氣餒則痰滯升降出入之機關廢弛，恐為厥中根基。診脈左小右滑，宜補心脾化痰利氣，使營衛流通，乃無大患。

茯神　霞天麯　柏子仁　丹參

遠志　棗仁　川桂枝　歸身

甘草　薑皮　脅痛止去桂枝加參，後服指迷

茯苓丸

懷抱不舒之鬱於中焦，直逆，每交寅卯時為木旺之候，又木肝陽上逆，噯之如太息，間吐腐臭，是鬱則成火也。脈弦帶數，宜清理肝脾

麥門冬湯

麥冬　洋參　米麥　冬瓜子

知母　橘柚紅　鈎鈎　鬱金汁

心熱汗出，夜不能寐，舌苔黄厚，又不作渴，脉細左弦，是屬肝鬱火症，

病將屬癆，理宜壯水。

根生地　木通　竹葉　丹皮

元參　石斛　麥冬　女貞子

旱蓮草

腹鳴氣上衝心，此厥陰病也。脉左弦右沉，沉則氣滯，弦則木鬱，鬱

則少陽生氣不伸，怵惕憂疑，自不能禁，病由肝而及心胃，宜開

郁門

宜鎮痉治

抱木茯神　七孔石決明（磨去黑皮研）　遠志肉

五加皮骨皮　石菖蒲　棗仁　柏子仁

加辰砂（三分）紅綃包紮於藥中煎

夏熱則氣結不舒生陽衰弱故納（穀）作脹嘔惡煩懣其足膝腫痛

連及腳及背皆痛者以至陰之地無陽以蒸動也

虎脛骨　茯神　杜仲　淡附子

生於术　淮牛膝　生米仁

接方双 目黃溲赤暫停溫藥

茯苓　焦白术　杜仲　白芍

车前子　小茴香　金毛狗脊去毛切片钱

苡仁　大枣

又

去小茴用千年健钱

## 肝病门

气上衝心心内疼熱仲景列之厥陰篇但暴病為邪熱内陷

久病為水不涵木脉弦而細宜滋腎以生肝

生地 丹皮 川楝肉 白芍

枸杞 杜仲 歸身 加建蘭叶

咽喉如有綫牽引不便俯仰脉象左弦大此肝陽射肺也

羚羊角 川貝 橘紅 冬瓜子

射干 海粉 半夏 杵頭糠

腎陰虚肝陽内擾筋脉強中多食易飢皆水虧木亢之故

气亦從肝入夢與人爭亦屬肝火以木侮土則腹中似脹非脹

气闭不爽 狀脉象 左弦右细 宜抑木培土

参须 茯神 遠志 生地

山药 柏子仁 龙骨 白芍

南棗肉三钱 淮小麦四 三钱

先天真陰不足水虧則火易上炎加以肝陽升逆精心焦擾倏

作倏止常時怔嘔疲帶淤血此皆童弱之基脉象左手弦動且与

清肝和陰進滋膩藥家中惟惕出汗亦屬肝病宜温胆湯

加減

茯神 半夏 麦冬 石决明

金石斛 小草炒 白芍 杜仲

竹筱作

顫振不止，脈細弦，肝風為害也。

虎膝骨　牡蠣　歸身　白芍

生地　牛膝　鉤藤

静坐安卧，自覺心内震揺，然從肌肉蠕瞤也，側左則左揺，側右則右揺，譬諸地動由於風火激搏耳。面多赤瘰，病在陽明，而陽脈滑，為関揺，惟宜助少陰之水以熄陽明之風火。

生地　丹皮　枸杞　淡菜小麥煎水

冬桑叶　虎膝骨　歸身　白芍

製首烏　女貞子　甘菊　雲天麻

藥以川石斛煎膏後去渣入火加煉蜜為丸

## 頭眩門

頭眩脈弦，清晨恒疲，此肝陽上擾並濕，濕挾生痰助火耳

虎脛骨 雲苓 半夏 甘菊

杜刺橘紅 川連 代赭石 白蒺藜

頭暈心跳，脈大而耎

黄芪 於术 黨參 歸身 茯神

棗仁 茯神 甘草 青皮 生姜 紅棗

頭暈腳耎弱，左脈細而弦，是肝胃虛症

虎脛骨 歸身 白芍 大熟地

淮牛膝 枸杞 瑣陽[illegible] 牡蠣

杜仲

眩暈神昏呃逆痰因火動肝陽上擾之故

九孔石決明 辛 廣去白皮鹽水煮半日研末同煎 亨熟半夏

遠志肉 茯神 橘紅 絲瓜絡

江枳實 鉤勾

頭痛門

頭風能害眼，今左脉弦，弦乃風，定在厥陰也，宜大追風散加減應手。

保目

川烏 三錢 水漂七日夜，切片晒干　黑豆 五錢 去皮　蠍梢 三錢 水淨去毒

川芎 五分　細辛 五分　白芷 五分　生姜

黃芩 五分　干姜 三分　松羅茶 五分

蒼术 七分　葱湯送丸

頭痛懸心嘔吐，或詭痰厥，頭風並見，帶下侵漏，牙痛內熱，陰虧不能涵陽，則陽氣上逆，頭為諸陽之首，痛勢必更加甚，病係虛症，右脉滑大，症脉不合，難期速愈。

頭痛門

熟地　歸身　白芍　川芎

萸肉　牡蛎　甘菊　杜仲

川柏　樗根白皮　川斛

頭痛發時用皂莢半斤研為末鹽半斤同炒熱絹包裹頭

上

偏頭風痛發則頭角拘束欲斷口噤此肝陽內風上冒故目常流淚頭額自汗自覺火升面衝間有夢遺蓋水不涵木陰不足陽木亢陽翔巔走竅而害明矣脈弦大按之耎法當補腎以滋肝潛陽以熄風

生地　枸杞　丹皮　草決明

牡蛎　四兩研　鈎二　沙苑蒺藜

桑椹　甘菊

接方　和陽熄風前方最佳但鼻渠作痛目淚時出陽明亦是風熱不

獨肝病害目也

川烏　米　涼漂七日夜去皮切片曬　馬料豆　生　元參　鹽炒

蠍梢　辛夷　川　北細辛　川　熟薑

黃芩　酒炒　松蘿茶　生曬　白芷　川

藁本　濃湯泡取濃汁法浸每夜臥時服之

又太陽發頭角是太陽部位痛如擠紫血塞而火爍之則筋縮也

養陰法　熱發呈

四物加羚羊角天麻白蒺藜荊甘菊陳松蘿茶煎

咳嗽氣急痰嘶

外熱咳嗽脈浮細而數此風熱之邪乘肺法宜清理但脈數怯症宜小心調養

淡豆豉　薄荷　丹皮　大杏仁去皮尖研

冬桑葉　牛蒡　橘紅　玉竹

甘草

右寸關脈大肺胃風熱內蘊所以咳久不痊宜加味瀉白散

地骨皮　桑白皮　大杏仁　百部

橘紅　粉丹皮　根生地　馬兜鈴蜜水炒

咳嗽氣急不能進食左脈弦大右寸亦大是風陽爍肺絡陰虧火凌

金但尺脈稍弱恐未亦宜照顧本元耳

前胡　防風　淡豆豉　泡淡黃芩

杏仁　甘草　橘紅

右脈弦右寸大肝陽犯肺以致咳血咳嗽此病在上焦可慮大害但

須避風靜養為佳

生地　天冬　知母　丹參

象貝　丹皮　秦艽　冬桑葉

茅根

時行病後邪熱不清致起咳嗽兼見紅痰此亦鬱熱傷肺之故

左脈大於右關帶數象宜滋陰分清理其邪

豆豉　丹皮　杏仁　桑叶

黑栀　根生地　橘絡紅　甘草

茅根　玉竹　沙参　豉炒麦冬　西洋参

又咳嗽久而不止防其肺络受伤印日見红之患右寸関滑大些

较烧热微重且与清理方法

前胡　豆豉　地骨皮　杏仁

桑皮　甘草　丹皮　橘絡紅

又冒雨致咳久而不痊乃寒湿在肺尚能祛弱宜疏解之

前胡　秦艽　豆豉　甘草

桔梗　茅术生炒　杏仁

内經云强力入水則傷腎今冒雨致咳正用此義故曰咳瘦亦咳也

法當崇土以堤水不必補水以助濕

白朮　白芍　炙甘草　雲苓

五味　桂枝

去秋作勞冒雨寒濕傷肺氣急咳嗽發熱至今不退飲食減少

瘦

瘦声瘖此寒鬱風熱而傷肺癆危病也脉數左弦細姑用辛宣

以双解之

以桂枝　熟石羔　杏仁　桑皮

水炙薑霜　甘草　橘紅　紫菀

接方　地骨皮　桑皮　茯苓　丹皮

麦冬　橘红　扁豆　甘草炒

加糯米一撮　鬱

涎水胃両而起咳嗽衍陽虚空濕致遏也陽不能伸而成熱

遂致吐血之后陰傷邪盛陰失汗多而常冷声嘶納減已成不

治之症法補及難姑用保金方法

桑叶　丹皮　穭豆皮　根生地

麦冬　苡仁　橘红　北沙参　鬱

声啞三年又發入水受寒近加咽痛便溏脉細帶数此邪癆成

癆危病之始用宣肺才以图僥倖

訶子錢一半生用一半煨熟　桔梗錢一半生用一半炒焦　甘草錢一半生一半炙

丹童便一盞　天泉一盞　同煎服

素來辛勞歷內傷肺藥以致咳嗽氣急　此為內因之病久之甚難治之虧

生地　天冬　龜板　自然銅（大田螺醋淬三次研末）

紫菀　歸身鬚　白芨　五倍子

左脈細弱然右脈稍滑鼻流清涕以致咳嗽聲嘶　此內經所謂勞風傷陽不利精而傷肺難治之虧也

炒熟淡豆豉　秦艽　丹皮　杏仁

玉竹　橘紅　枇杷叶　薏苡

甘草　甘蔗皮　半

内經云勞風法在肺下巨陽引精者七日盖言精不藏則衛失護暗伏恙

弱机闗久大耳繹其全文自得其旨今咳嗽已及一月鼻塞頭痛寒熱似

似傷寒形象然左脉柔右脉滑落風陽爍陰媛乃炎血之寔節勞絶慾

静養為主

地骨皮　生地　麦冬　桑皮

丹皮　象貝母　石斛　天冬

橘白紅

冒風致咳嗽若元气不虚何难收功延今三載即内經所謂勞風法在肺下

似諺所謂傷風不醒積成勞也形瘦既落脉又細濇經停痛撑右肋

痛肋頸核食減皆其陰虧損脾胃敗壞之象治嗽治怯斷難取効

惟培補後天冀其穀安庶可再圖進步

參鬚　麥冬　石斛　扁豆

丹皮　香附以童便浸　桑叶　橘核叶

左脈沉細而數右手係側關脈亦弦而數此風邪內鬱由痨怯之象咳

嗽頻咯痰帶血亦殊非輕症姑与清解法以圖僥倖

滑石　麥冬　丹皮　杏仁

橘紅　前胡　白豆蔻　甘草

蘆根

久咳盜汗畏風左脈弦大右脈細數衛陽不足水虧無以制火此虛痨

之基也

黄芪　丹皮　杏仁　豆豉

玉竹　炙草　生地　桑叶

浮麦

咳嗽吐臭痰而白粘，左肩髃臂胁俱痛，脉象左弦右濡，此劳伤

而况伤肝脾，虚而兼湿热也

苡仁　扁豆　霞天麯米　桑叶

甘草節炒　橘红　土贝　麦冬一

久咳不止，胸中气结如痞，大便泻溏，或兼积，此下焦虚损，中焦不能

分布，上焦清降失司，三焦俱病，将来必至肿满废食乃危，能勿脉弦

带数，并防吐血

川桂枝　云茯苓　五味　炙草

泡淡干姜　白术

咳嗽痰难出，直从脐下而起，即内经所谓咳嗽烦冤者，肾气之逆也。涎流沫泛，据是五液皆其润下之常，大便又复溏薄，若先后二天俱损，恐延劳怯。脉弦未数，且与补摄之法。

熟地　芡实　麦冬　枸杞

女贞子　覆盆子　云茯苓　湘莲

高年咳嗽，肺脾虚而气不清化也。暑令多失调摄，相安虚而秋凉更多不快者，以脾恶湿，肺恶燥，犯其所忌耳。近来纳减，足冷脉弦，而累下焦阳虚，上乃肝失也。治病宜求本，温补为是。

熟地　枸杞　淮牛膝　山藥

雲苓　淡干肉蓯蓉分　巴戟肉　杜仲

白芍　淡干附子五分　於术

腎脾兩俱犯咳嗽病根因先天不足素稟生初月則病根虛損甚亦因也脈細而帶數而左手尤數浮甚其陰大傷所以陽中不牵逆又加減湯皆由補火生土之法冀其陽生而陰長八味去桂為妥

右脈細實帶弦肺脾又虛也宜以土為母土衰不能運化則氣弱而易咳嗽治惟此法一用四君子湯一用金匱腎氣丸

四君加杜仲為主建蓮七粒杞肉

咳嗽嘔水脈弦而弱腎不化氣脾不運穀也宜金水六君煎加減

熟地　燕參　紫菀　半夏　姜汁炒

橘絡紅　炙草　麦冬　扁豆

去血過多咳嗽勢所不免但咳頻血阻咳劇想此水虧金燥陽明脉不下行退血痕又發耳脉右部弦弱不斂宜以滋降法治之

根生地　麦冬　川石斛　橘絡紅

冬桑叶　扁豆　女貞子　丹皮

北沙參　枇杷叶

咳嗽日久脉數左尤弦勁木邪上刑肺金越人所謂賊邪最難愈究其病因乃操勞與恼怒由心肝二臟病也痰中見紅肺絡傷矣宜滋水潤金為要

根生地　川石斛　粉丹皮　北沙參
薏苡仁　厚杜仲　女貞子　生扁豆
冬桑叶
勞傷兼經傷脘痛咳嗽脉絃細數此肝火挾痰瘀為病難治之症
生姜　歸鬚　延胡索　桃仁
香附　米仁　焦泉　橘紅
接服　參芪白术改作湯劑
咳嗽之象右脉洪數為胃陰虧損不納脉氣歸原陽升化火上燥肺
全此經輕病靜養調攝為妙
熟地　天冬　紫菀　麦冬

牛膝　洋參　姜汁　橘红

浮小麦

久咳嗽气急不能眠卧脉象细濇左手带弦此下焦震宫之逼阳上行

宜导火归元法

八味丸加牛膝

经云左右者阴阳之道路也左边不得卧由木火升冲遇夜眠向于左则抑遏其性咳嗽必加重其升降既失故阴阳从上越不肯蛰潜行动气促喝之而喘之肩时作痛及足常冷下焦损怯当以纳气归原上热下寒水谷日渐少纳殊非经病诊脉右手细濇以虎潜丸引火归元

肺潛丸

咳嗽氣急不能仰卧左脇下有塊上升作痛此肝陽射肺之火清降

殊非經症脈沉細無神姑用重鎮火歸之法

金匱腎氣丸

又 氣急腫脹咳嗽又兼痞癖元氣日衰土敗肝傷難治之象惟腎氣

六尺子二方希圖僥倖可耳

和尚 咳嗽息傷不得卧內大中風大寒病甚也陽升不降法當肅火可

浙江 腫脹之獲張景岳云肺脾腎三藏俱傷病根深矣脈數者

姑又係燃火酒毒內凝難投溫藥兼藏海中浮漚莫底涅槃蓮

土作如是觀

熟地　紫石英　紫菀　麦冬
云苓　淮牛膝　五味子　橘白
菩提根汁
昨用納氣歸腎之法，初服稍得睡，次服仍不能睡，再用金匱腎氣丸
喘急亦由此減少，停仍然氣促，此由病深藥淺，一時難取效耳。平東
操勞太過，夜不安寢，下焦真陰久虧，今喘息倚坐，能俯不能仰，上逆
三月，丹田元海皆根蒂，以脈象細濇，右尺小，緩治惟有補納之策，茲
破氣消痰俱屬矛戟，擬煎丸二方，標本緩調，以冀漸減
熟地　歸身　紫菀　天冬
牛膝　枸杞　紫石英　川石斛

加参须　紫衣胡桃肉　　丸方金匮肾气丸

喝喝而喘是肾病近复消渴肢冷心忡寐少不独肾虚元气亦衰矣

脉沉弦右尺短宜于补肾纳气

参须　紫衣胡桃肉　茯神　天冬

熟地　淡苁蓉　紫菀　紫石英

加金箔三张捣匀服

咳咳嗽是肺病痰嘶微痛肺伤叶萎而金破不鸣之象危症也肾

脉弦肺肺枯则水竭上源咳甚必致咽痛务须静以调摄则音爽

尚吉诊脉左强右细皆弱数象治以壮水清金兼顾胃土可也

根生地　丹皮　北沙参　麦冬

苦仁　女贞子　冬桑叶　扁豆

白芨　百合

頻飲燒酒又嗜梅漿井水是肺受損毒而後浮乘之以致咳嗽不已

臥声嘶形瘦此為患癆診之脉細數兼神漸入損怯一路也

生地　丹皮　麦冬　白蘇子

橘皮　北沙參　馬兜鈴　苦仁

灯心三束

咳嗽声嘶由寒氣急痛而起肺傷風但脉弦恐延怯症且以小青

龍湯合越婢治法

麻黄蜜炙八下　川桂枝八下　生白芍錢　北細辛六下

西五味十五粒　半夏麯　甘草中　杏仁平

熟石膏研平　加姜皮中

咳嗽聲瘖脇間脘痛不得眠因陰降肺通營衞左脈虛要右肩寒

痛此為肺痺枇杷葉與葦莖湯加減

茯苓平　桃仁泡去皮尖研每　紅花子平　冬瓜子平

加枯葦莖去節尺

## 補遺

仲秋失養，衣被受寒，咳嗽，此外感之邪也。欬久失血，則邪未散而陰已傷。本寒標實，必延怯弱矣。者或竟補陰，是錮其邪也；或專發散，又動其血矣。蓋思字東垣治勞士卧大炕而吐衄之藥，莫乎麻黃人參芍藥湯，對症之藥也（其人右脈弦細，右寸大，關尺小）。

麻黃蜜炙 五分　人參 八分　白芍藥　桂枝 七分

北五味打碎 五分　麥冬 一錢　杏仁 一錢　炙草 五分

接服方：

沙苑蒺　薄荷　百部　杏仁

玉竹　桑白皮　橘紅　杜仲

秦艽　生甘草

卅三失眠卅帖全愈

病由傷風而起風為陽邪煽動心肝之火遂遺洩失血營陰既虧燥

熱逆增咳嗽不止血症又發近來右側難眠声嘶不爽此肺痿之象

左脈細濇右寸關滑大真陰與元氣兩傷夏令殊屬可畏斯時救急

之法唯喻西昌清燥救肺湯以遏火後其勢

經霜桑叶　白杉煅石羔　洋參

甘草炒　馬勃　麥冬　真阿膠

巴旦杏仁去皮尖研　加枇杷葉

肺胃不和脾多痰濕不時嗆咳中脘不舒宜培土生金參以肅

淨

南沙參三錢　水炒竹茹錢半　製半夏三錢

橘紅 錢　雲苓 錢　大丹參 錢

浙貝母 錢　水炙桑白皮 錢　炒遠志 肉

土炒懷山藥 錢　水炒懷牛膝 半 錢　土炒似姜仁 錢

光杏仁 山楂　陳佛手片

十二

……俱得常壽

哮喘门

哮症因風寒閉塞者多今右脉细而數是真陰不足戒投發散

生地　川斛　紫菀　天冬

紫石英　牛膝　甘杞　橘紅

丸方

北姜實 搗碎四两　熟半夏　紫蘇子 炒四两　陳胆星 两

熟石羔 两　江枳實（麸炒 两）　雄貝 勿見火 两　海浮石 二两

參米因蘆根 两 煎湯泛丸每晨服三錢

哮嗽右脉细數雖有大象按之濇補下焦為主

熟地　天冬　紫菀　牛膝

紫石英　橘紅　參鬚　胡桃肉

哮喘……

接服　金匱腎氣丸

哮喘發於夏秋時，瘦色黑，脉弦帶滑，是真陰虧損，濕熱生痰之竅。

生地　天冬　海浮石　淮牛膝

紫菀　橘紅　真川貝　杏仁

哮症方

海螺螄肉　炙黃，研末，每日用杵搗餅一分，雖吃

补遗

肾中真气早衰，坎阳不能蛰藏，故浮游，然后激动，其阳升

腾而为喘为肿，此下虚上实之象。下虚则阳不为下，用上实

则阳又作上害。兹遵先入海纳气归原之法，对症扶药以

元熟地四钱 盐焖捣入　坎炁廿条 甘草汤煮洗炙脆　沉香四分

上桂去粗皮切 忌火 末　云苓三钱　淮牛膝四钱　枸杞四钱

合蛤蚧去头足 酥炙 丸 出虫切片研细末　紫石英三钱 先研极细　天冬三钱 去心 盐焖捣入

上沉香锉屑勿见火 末　蜜丸

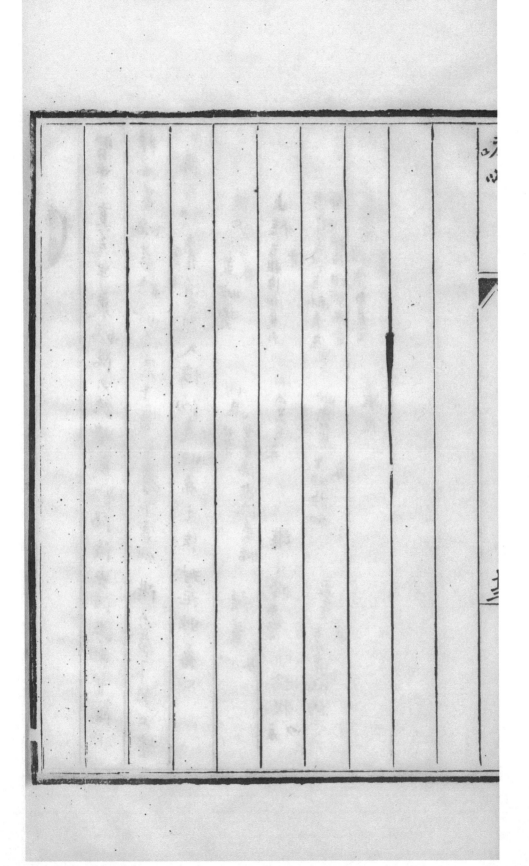

# 短氣门

舒气稍于中脘而痛仲景所谓短气不足以息者实也此实字指痰饮逆气而言为虚恰合是条右脉细弱法宜温通

雲苓　丸半夏　茅山术　乾姜

巴戟　新会皮　补骨脂　甘草

坎炁膈

# 痰症門

痰飲一門先賢立法甚備然究其痰飲所由來不外脾胃兩藏喻西昌以腎氣丸苓桂术甘湯為治痰飲之兩詞探其原也此恙已及十年補瀉溫涼靡不備嘗近來咳嗽似頗眠止左側清水上溢入肺嘔出缺方得住因屬五飲形症但體瘦色悴脈細帶數是脾腎兩虛中焦運化失司下焦攝納無權故飲入于胃傳之肺而不能分布諸藏所以生飲咳逆不休依矣真武湯補益坎陽亦祇從由腎藏一邊脾與肺豈能兼及所以之病未痊可操恐積勞傷陰又是要局耳計惟用景岳法以理陰益之法

回陽飲薑附參苓補脾以資穀氣益胃以逐邪水庶坐根木
漸回枝叶乃可茂實然非能旦夕所能責効矣
人參七下　熟地半　白术半　茯苓三半
附子半　牛膝一両　車前子一両　百部半
皆寒之咳嗽咽痰脈弦而細脾虛不飲也
參桂术甘湯加半夏干姜
皆寒之即陰瘧嘔吐發寒熱脈弦大
雲苓　生白术　白芍　半夏
炙附　以桂肉　南星薑汁浸一宿以丸　炙草
接飯枳殼　甘遂去心水浸一宿取　大戟去骨水浸一宿取　此三味以水二碗煮乾　晒燥焙炒

白芥子四兩　同磨為末用大棗廿枚煮湯泛丸每服五

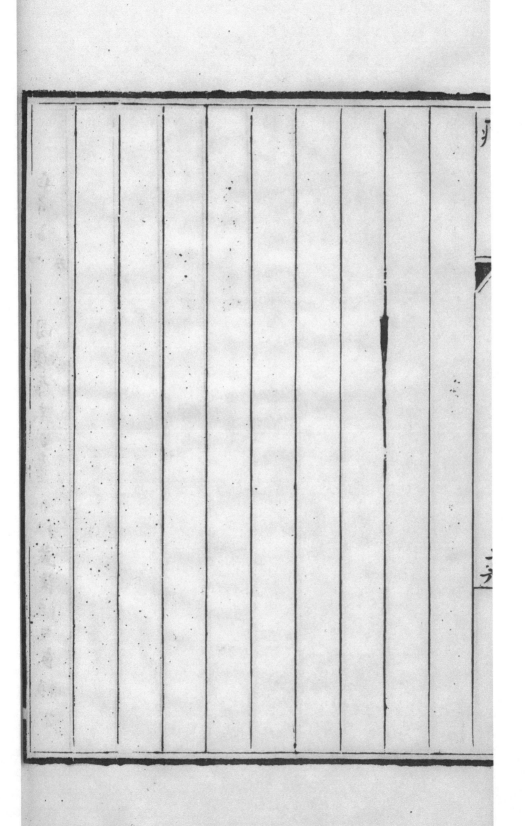

# 吐血门

磨不趣劳力气逆肺胯饮井水挹冷遏以致吐吐出紫血之虽不多然气逆不降肺亦经络病诊脉左弦右寸滑右关尺沉细宜纳降之

大生地　归尾　紫菀　紫石英

淮牛膝　天冬　冬瓜子　茜草

接方　咳嗽气急稍减痰中仍带血自宜补阴纳气为主但大便不实右脉细涩为火不归原导火大挽

金匮肾气丸

劳力而失血初与损怯合治

黃芪　于术　党參　歸身

枸杞　炙草　云苓　牛膝

加貢菜 去毛洗淨 伴

負重內傷失血原經勞人好色之比但脈象左弦右柔為陰中

已大壯火食氣精力日耗與勞心好色者殊途同歸矣肝傷

咳嗽可不畏哉更益宜自慎防腹脹

黃芪　生地　於术　丹皮

苡仁　秋參　麥冬　北沙參

加大參

火氣外逼頻致口糜咳血此由陰分虧虛伏火刑之猝發耳脈象

左大右軟 治以涼血為要

生地　丹皮　川連（切片酒炒）下　归尾

西黃　茜草　加小薊　藕節

因目疾而以血肝陽上亢也

生地　天冬　赤芍　黑梔

丹皮　竹葉　归身　茜草

診血頻發更兼血虧宜水虧火旺所致左脈弦大宜真陰降

心肝之陽

麥冬　天冬　生地　丹皮

黑山梔　甘草　元參　竹葉

茅根

咳嗽吐血陰虧肺燥已虧難治胃之氣居恒又是脘痛〻甚血印

上升衝以左脈之弦大是肝陽乘胃之絡不守統血宜柳

木墻土

生地　丹皮　麥冬　扁豆

北沙參　丹參童便浸炒研炭　穭豆皮

冬桑叶

先前脾痛繼以吐血頻嗽是陰陽內虧由臟入腑

輕雖痛也脈浮而數邪未解散治殊棘手者

論古法宜歸芍補心湯

云茯苓　前胡一钱　红藤叶一钱　江壳二钱

桔梗一钱　鲜藕一斤　大贝母三钱　橘红一钱

炙草二钱　生地三钱　归身百合　白芍三钱

川贝母一钱　参须一钱　大枣二枚

痰带黑血，胁间作胀，脉沉而涩，络有留瘀也。

生地　丹皮　茜草

杏仁　宝珠山茶三钱　童便一杯　参三七磨冲

清晨吐痰带血，其血水红色，是从肺经来。肺为多气少血之藏，不宜频出，速宜静养为妙。

生地　麦冬　白药子　白皮

吐血

丹皮　丹參　人中白

凡吐血症者，揮攉跪趹，起跳踊躍，損傷裂破經脈，致血滲溢。今之負擔實由乎此。張氏以證用損傷條而失血者以人參、木香、蘿卜麵調服。況診右脈細，要須參，豈能取効。

參須　麥冬　蘇仁　北沙參

生地　丹皮　扁豆　白芨

南棗

嘔血既多，從以下血，此屬肉瘀，乃奔馳勞損，經絡破而卑，但其故道，倣古方人參、蘿卜麵法。

桑寄 对茱 蕤仁
桑寄

人参 麦冬 苡仁 四石斛
扁豆 炙草 白芨
脈芤濡弱似氣見血常不守但脈細未數且無血脫補氣
之法
黄芪 歸身 生地 炙草
党参 麦冬 大枣
[illegible]瘡[illegible]脈[illegible]滑小滑
風隨氣升防土受[illegible]吐血脈細濡小然常滑[illegible]
生地 白芍 紫菀 五味
丹参 白薇 丹皮 當歸

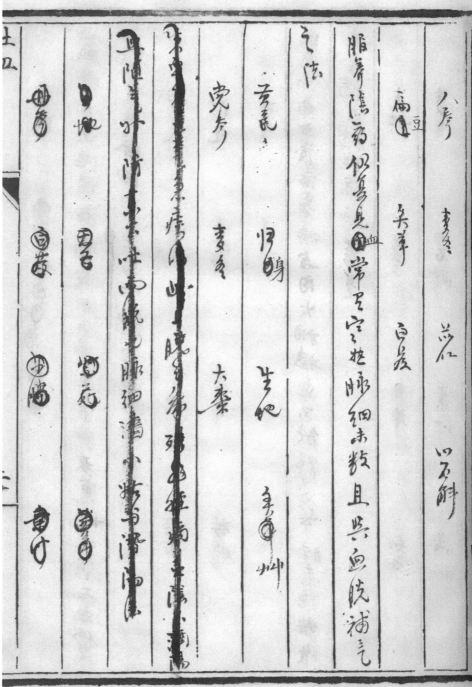

吐血

萬根 [illegible]

吐血痔血兼陰傷遞發然血出過多營衛兩衰故畏寒而血仍不止診其右脉細耎宜當归補血湯加養陰藥

黃芪 歸身 生地 於朮

防風 條參 桑葉 杜仲

甘草

血症最易所發者暑熱與肉火相搏血不能靜也年脉未弦較惟右寸獨大補陰保肺為是

生地 天冬 丹參 知母

麥冬 川石斛 桑葉 杏仁

茅根

失血之後胃陽膹悶心悸食少而更陽分即虧陰分漸耗診其脈象左細右寸大是陰不涵陽肺失清降內經謂諸氣膹鬱皆屬于肺

西洋參　麥冬　藕汁　杏仁

冬瓜子　茯神　紫菀　川石斛

佛手片

失血後時常空虛神色常自模糊目視小物成大物內經謂五臟精華皆聚於目水虧而火因之乃見斯症矣法宜壯水兼宜養營

生地　丹皮　麥冬　茯神

女貞子　枸杞　北沙參　川石斛

失血之後寒熱不止每日一二三發氣血兩虧營衛交戰危殆

之色夭不澤形瘦脈細一息至于實

生地　麥冬　於术　甘草

北沙參　女貞子　黃芪

皆病之後咳嗽不止並無膿血去多陰虧火爍也右脈獨大

宜清陽明

生地　天冬　丹參　黃芩

石斛　牛膝　知母　茅根

經云肝熱則筋膜乾周身筋縮而痛乃水不養木之下乏
鼠瘻上曾發血此痨怯之基不可忽視
生地　丹皮　天冬　苡仁
桑叶　扁豆　白芍　炙草

補遺

咳嗽痰紅時發寒熱此損怯之症喉痒覺有蛔蟲上逆乃肉極而嗽不安耳脉細左弦宜黃芪鱉甲散

黃芪　鱉甲　丹皮　麥冬

百部　生地　归身　烏梅肉（芪劫）

血症勞則復作因經謂勞者溫之後賢又謂勞字從力從火二義不合參也左脉大而數右脉大而虛當養陰補氣恰合二義正宗

黃芪　生地　丹皮　山藥

扁荳　炙草　白芍　參須

南查問

損手戳兵交刃傷肉傷以致血溢上湧不能仰臥此古法取祖術

損肉劇之　側

生地搗碎兩　鮮荷叶搗碎兩　側柏叶水浸打碎兩

韮菜根連白根兩　鮮藕打碎兩　白芨切片三錢

沖入童便一杯　磨沖京墨十匙

督脈爲諸陽根本尾閭作痛陽不潛藏也陽升陰耗以致脉

瘀咳血此即虛損根基最宜節勞遠色防於未萌之前

生地　丹皮　鹿角霜　麦冬

牛膝　女貞子　龜板童炙　天冬

土瓜

越人論損症有五以自上而下者過於胃則不可治自下而上者過
于脾則不可治今證咳嗽吐血病起由一損二損之證必漸至
納減便溏業已損及中州黄面瘦頻噫氣此胃土敗之象嘗服
思復脈細帶數右手尤甚當歸以補脾陰爲主
砂仁炒熟地　苡仁　雲茯苓　于朮
白芍　人參　炙草　芽术
大棗
復診
偏面鼻乃陽明經所屬絡阻嘴咧筋牽動而鼻衄作今
去血已多右邊頭手俱痛法宜滋降以爲止血之計
生地　丹皮　茜草　生大黄醋炒三次　前

犀角尖　甘草　白前　茅根

二三帖後去大黄加萬氏

# 陰虛门

肾主骨，周身骨節痠痛，肾虚也；腰腿痠痛，陰虧也；咳嗽乃火来刑金；食少乃脾衰不運；耳後屬少陽，部分木火上翔，耳後結核，是皆童弱病情，先天不足所致。

大地　雲苓　山藥　丹皮

麦冬　杜仲　北沙参　牡蛎

咳嗽則巔頂作痛，牽連頸腦後，此下焦虚緣督脈而上，金受火刑，又感生水，故目光昏花，骨節痠痛，法當潛補虛陽。

生地　天冬　甘菊　杜仲

枸杞　归身　牡蛎　女貞子

陳案

淮科陳　汝某

足少陰脈循喉入肺足厥陰之支脈貫膈注肺凡人胃氣充足者
聲音高爽胃氣虧損者聲音低颯不獨金實不鳴金破亦鳴
二義也　茲美積頃勞之後半月忽然聲瘖清理澈餘越數
日瘖又兆前知欲成虛病矣勞心過度心胃不交水下火上
受其刑又加惱怒肝陽直射肺中而胃脈不上循經之龍火
位之下無水承之內經謂內奪而厥則為瘖痱此其類也今足
冷直抵腳膝萎力且不能寐口乾咽燥全是下焦衰乏陰精
不主上潮治肺無益法宜補胃右脈弱於左脈六脈俱帶澀數
陽藥難投宜當以壯水固金為主

生地　丹皮　山药　玄参

麦冬　桑叶　穞豆皮　北沙参

加竹衣　下

肾開竅於二陰其脉上循喉咙或便结或咽痛或精滑皆肾阴

不足相火内擾所致

六味丸去泽泻加二冬　元参　沙参　女贞子　蜜丸

咽喉粘腻痰咳不爽面常火升午夜更甚此阴亏不能涵纳真

陽但相火上騰所致按述两足淋带可知下焦大虚宜鹹味填阴

育阴潜陽

大地　天冬　麦冬　牡蛎鹽水煮

枸杞　沙苑蒺藜四錢研　杜仲　女貞子

海螵蛸童便浸炙三次炙　大貢菜去毛洗淨炙

水不涵木，木复生火，火擾之則傷血之舍不約，面手微癢，凌脾則運化之

職失司，穀納日減，而倔而但氣升煩熱，及逢癸汛頻來，甚至此

景兵語語子年不受，陰竭陽孤，已臨危險之象，色脈細而數，治

補俱難，取劫姑用潛陽鎮肝方法，以冀僥倖

原蠶沙　龜腹板　生地　淮牛膝

生白芍　川斛　苡仁　牡蠣

棗仁　浮麥

接方　火升未降，自覺肉熱，擾心即欲嘔吐，頭水並之，毒自唇紅

左乳縮小，按肝陽亢極，火盛而水不能濟，病情多幻，忽多矣。大便溏泄，往往頰背下木大受煽，脾傷胃涸，犯及奇經也。左脈弦數。依前法加直折肝火之品。

歸身　白芍　川連（吳萸炒）　鉤藤鈎

半夏　香附　牡蠣　白朮

雲苓

## 陰虛陽虛門

衝任二脈與胃脈同起於下，然胃虛則衝脈上沖，丹溪所謂火起於九泉之下也。胃損故至閉不閉，精常漏洩，虛陽上越，不肯潛降，所以面紅舌糜（柴），并足冰冷。胃脈循咽絡肺，胃中真陰耗竭，甚真陽無所依附，隨而逆行，則咽燥肺焦，故聲音不能朗，言此皆本原重病。內經云：一水不能勝五火。又云：諸逆衝上，皆屬於火。斯症是矣。所謂胃火亢而肝火亦動，治火之法，首辨虛實。此係虛火，斷非旦夕能瘳。平脈象弦動且大，舉不缺，數須以甘寒之藥滋養（收），以攝君主宣心，附性以靜鎮之，使五志之火不生，則真水漸（可）積（貴）蓄而諸（恙）徐退矣。

水梨煮汁代水　牡蠣生　童水煮　天冬　龜板生　童便浸炙
麥冬　金櫻子去毛　桑螵蛸　以桑枝煎湯浸炙
北五味去核用肉　西洋參生　活磁石生　五六帖後去
西洋參易參須
此是大陰咽痛，蓋腎脈循肺，腎水虧而坎中之火直犯肺
金，肺热叶焦，腠理受出，腎脈上循喉嚨，火亦上升不降，乃為
咽痛至喉之癥也。脈缺而數，擬仿先聖仲景豬膚湯以益
陰津
豬膚一兩切片，水二盌煎至一盌去渣，入白蜜一小盞，真綠豆粉半小
杯，再煎至一盌，不時服
紫雪丹可間用

旧曾失血，近則咽痛火症，水不制火，柔金受戕，必增述咳嘔冷水

法宜（宜用）金水六君煎，去以辟辛

熟地　雲苓　半夏　葉竹

橘（橘）红　麦（参）冬　甘（甘州）草　銀（輕）花蒂

久虚之体，咽痛火症，乃陰竭而陽浮，以附猪丸（輕）鎮氣冲，嗳嘔顛

悶痛者，動状嗜厥，陽上冒之象，陽升不潜，則下焦虚空，故（穀）食難

化，腹痛鳴瀉，此病勢日深，先景計，惟仍用本气治法，冀受補為

吉

熟地　金末　雲（雲芬）苓　山药　参须

五味　橘（橘）红　葉（叶）竹　穞豆衣

苡仁

陰虛欲嗽金不生水腎臟日衰足痿腳痛此為損症五損之極骨節入房為不治之證常丁下陰真陰傷極始可滋養以生精潤

生地　麥冬　北沙參　丹皮

桑叶　扁豆　女貞子　石斛

杜仲

又陰虛之病腳軟者不治以足三陰之脈起於足之痿且麻三陰脈絕足聲瘖咽痛者不治以金為火爍清降之司也常丁下陰者不治以元氣耗竭脾胃兩衰也今益諸症為何能為

照前方去生地 扁豆 杜仲 易參 沙[illegible]仁 杏仁 浮小麦

陰虛咳嗽症起水虧胃氣日衰足痿腳痛虛症勞難愈而脾胃

虛大難當蓋補脾藥多溫燥補胃藥須涼潤今脈數兼轉

利[illegible]大肺熱肺熱則痿但尚當以補胃為

主

甘草　茯苓　胡桃　香[illegible]　玄參

麥冬　沙參　[illegible]　杏仁　桑[illegible]

水不制火金受火刑肺熱咳嗽已成損症若復穀納不減猶可

各經今食少疾兼肌肉含代為脾土又敗矣咳痰自覺腥臭

濃厚如肉切此為肺痿非肺癰也肺痿則諸臟皆[illegible]

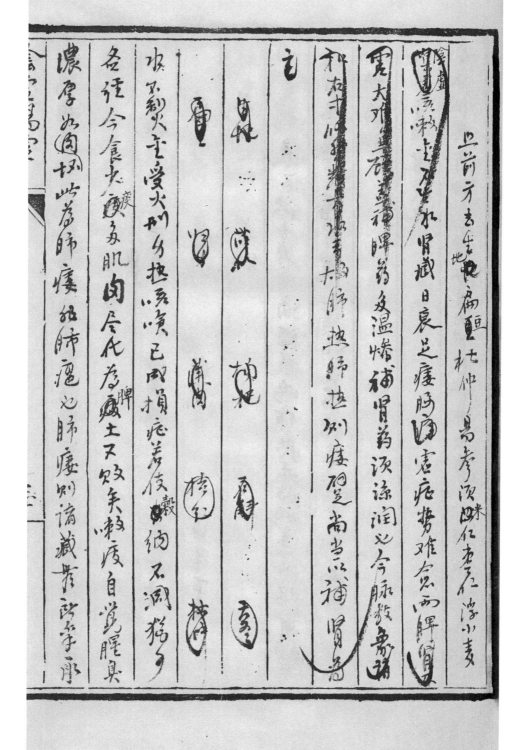

枯槁難免，勞殊危篤，姑再用養陰保肺之法，以圖僥倖於

方二

生地　麥冬　地骨皮　桑葉

北沙參　丹皮　橘紅　白芍　百合

苡仁　茅根

洞泄爲脾衰不能分滲，食洞瀉，腹鳴作脹，土將敗矣，此證可補乎

濕惟陽虛者，痞胃藏已竭，法在不治，書令杏卅兩水不能供

何能爲功

金匱腎氣丸

右脈細數無神，心胃數處也，猝肢體麻，腹痛如欲瀉，狀是虛陽上

擾

擾下焦不能吸納再用滋藥則礙脾且做潛陽法以變通之

虎膝骨　牡蛎　茯神　牛膝

肉桂　歸身　首烏　黄芪鹽水炒

倦怠嗜臥腳重勞力元氣大虛已虛則納穀不香而精神倦怠

衰矣又兼咳嗽咽乾眼目燥濇是以兩目熱難投溫補宜戒

清補勞傷法

生地　米仁　扁豆　麥冬

北沙參　蓮肉　石斛　橘紅

南棗肉　嗽止加參須

脈數稍緩最為佳兆體倦食減皆由於元虛脾餒補之猶恨

其遲芤素陰枯涸涸且壯火食氣之患耳姑擬与調停法更補

輕投可也

熟地　女貞子　石斛　參須

丹皮　米仁　扁豆　麥冬

手戰不能持物舌痿不便語言飲食大減脈細芤弱此大虛

之症也

黃芪　黨參　于朮　歸身

生地　炙草　杜仲　枸杞

虛症防類中

右手痺痛右足乏力已見痱之象脈細宜補

黃芪　歸身　遠志肉　棗仁

製首烏　秦艽　生地　枸杞

桑枝

夢洩之後咽中窒礙兩足乏力此腎脈不上循出喉嚨內竅而厥

雖未痊已成痱矣納減作脹後天又衰脈洪帶數真陰難復非

藥所能奏功也

生地　天冬　牡蠣　石斛

杜仲　蔞仁　女貞子　湘蓮

北沙參　用井水煎五更服

向來精神健旺習於操勞家務素嘗諸苦左惟足大指時常發麻近來右足大指亦或發麻攷之東垣丹溪諸論謂麻屬氣虛而足大指乃肝脾二經發源之地今麻已一年且游延至足踵是肝脾二經氣衰而血亦耗恐是風痱之兆內經云肝藏血脾統血血虛則火易旺故齒痛兼生牙瘡血因痛而愈耗近來心悸不寐等症近來畏聞響動心即驚跳或遇惱怒微夜無眠若使此夜不寐明日諸病競作蓋不寐則陽不入於陰陰氣衰而陽氣亢種種不安矣麻發之時自覺頭目虛眩此血不養肝肝風內舞治法必以養血滋肝為主而血從氣生須兼

七 培補元氣之藥緩調以盡其術 症診脈細左弦澀右寸大

右關尺不足 先用寧神補心湯加減

生地 麥冬 丹參 棗仁

茯神 杜仲 甘菊 小草

石斛 燈心三下 十帖後去燈心加參須

頭眩依舊右邊手足痠麻是血不能充灌將成偏枯之

患納殼（穀）作脹尤屬脾虛礙運欲治之參以當歸補益依

方製合為丸

人參另研加入 上百益 於朮土炒 雲苓乳蒸 棗仁炒

歸身炒 製首烏炒 杜仲炒 白芍酒炒

焦鍋巴三錢　新會皮錢　米麥泡姜汁炒錢半　甘草錢

用川石斛煎濃湯去渣入神麯錢打漿爲丸

穀納漸減步履如踹其虛此下且衰之恐成類中之病診脈左大右虛宜補心脾

黃芪　於朮　西洋參　根生地

麥冬　茯神　白芍　穭豆皮

杜仲　棗仁

接三（不必換頁）

補遺

失血亦不過多，惟右手麻木不淺，神昏視目，氣象殊非，惟悸竊

瘦者比例皆麻二症，乃肉之積痰，肝風鼓動，上蒙清竅所

未廢中之機也。脈濁，右手似促似動，往來之間似有阻滯，痰

血鬱於隧道耳。宜補氣血以疏通之，使其漸轉乃已（其痛及足）

納減便溏

人參　雲苓　於朮　半夏

歸身　鉤鉤　橘紅　甘草

阿膠　加真琥珀，鎊屑乳極細，竹瀝十匙同沖服

中指屬陽明胃經，痛經麻木不能屈伸，此陽明虛而氣不到

乜防其腫痛延成重症

雲苓　虎脛骨　牡蠣　生地

归身　白芍　秦艽　苡仁

石斛　桑枝

又手中指屬陽明陽明則大支屈伸不便計惟用归脾湯兼針

刺以通其經絡方可獲效

归脾湯去木香加杜仲

頭眩左肩臂麻而手足是中風之兆脈細宜補以救之

黃芪　白朮　黨參　归身　炙草

秦艽　桂枝　甘草　淮牛膝

中風门

此類中風也，左手足不用，舌音不清，乃邪在經絡，宜大秦艽湯（約十三四帖）

秦艽　桂枝　羌活　半夏

防風　茯苓　杜仲　鈎藤

炙甘草　橘紅　桑枝

当風沐浴，以致口眼喎斜，雖用藥後痊，而病根三載未除，近加腰痠，右脇時痛，以風邪歸入手足太陽陽明之經，脈象左弦右滑，宜大追風散加減作丸

川烏（湯泡七日夜，去皮切片，曬干生用）　生黑豆（去皮炙）　全蠍（湯洗去毒，炙）

三十五

北细辛四分　熟半夏錢半　熟石羔錢　白芷八分

黄芩　酒錢半　生甘草一錢　白附子四分

藁本用冬桑叶錢　陳茶叶錢　煎湯泛丸每後服錢

## 瘰癧門

游行皮形紅塊痛癢脈遲此防風瘾疹症

根生地七　製首烏　秦艽　丹皮

白鮮皮　黄芩　豨薟草　酒洗　注　紅花　各

荊芥

毒風襲於經營中四肢乃生疙瘩狀如泥餅並頭重病部難

除根

生地　歸身　首烏　丹皮

豨薟草　紫草　胡麻　白鮮皮

加鮮荷葉竹

瘰癧

瘰[illegible]

脉細帶滑右關之滑尤甚此濕生熱而熱生風所以手足常發

紅腫流走發定因痛本濕所致侵發於四肢法宜清利之方

滲補理濕之品是所能需也

米仁 秦艽 白蒺藜 二元生地

丹皮 荊芥 蒼耳子 研 湯浸炒 防己

嫩桑枝

面及胸背俱發赤瘰搔之有油滋出飲時目淚頻流此肝風

肝熾甚火之燥津液鬱之燒所以然也左脉弦數宜養

血清火

生地 歸身 丹皮 元參

黄芩　紫草　赤芍　白蒺藜

羚羊角尖

脚汗起臬跡已能皆陽不潛藏内風上煽面赤生瘰此

瘰囊皆不搔而生瘰搔之血出而身復畏寒頭之陽循搔

由大汁不降虚风閉燥燥大便耳左脉弦小右寸関滑大右尺短

溏宜潛陽熄风若徒補恐爲甚益

原膝骨　紫貝齒　牡蛎　麦冬

製首烏　黑芝麻同桑叶拌勻酒泛　益晒七次　桑叶同芝麻製

淮牛膝　肉蓯蓉

痿症门

此筋痿也治痿独取阳明今穀纳渐减阳明衰矣而阴亏如锁

不属肺热叶焦之故精血渐耗但难愈耳

生地　麦冬　米仁　石斛

于术　牛膝　杜仲　女贞子

足软难行手颤无力脉弦带数左数尤甚此经所谓肝气热则

筋膜干筋膜干则筋急而挛发为筋痿者是也病由于湿

热蕴积销烁真阴水亏木燥乃成斯症所未并见厥之患治

宜益肾滋肝更以戒酒为要

苡仁　扁豆　生地　丹皮

此人病初起當即服理濕之藥又被補藥又服大防風湯俱不應即本方亦嘗進而不應大約宜多服八味或腎氣丸亦驗

頭

西洋參　生桑　枳椇子　麥冬

地骨皮　柴胡

丹膝內臁屬足三陰經脈所過之地瘡久不愈三陰虧損其證

膝蓋不痊與鶴膝風同由此而成內法未愈今診脈象左

手弦大帶數右手細濇帶神困虧陰陽兩虛但微夜不眠法

當救陰養氣以虎潛丸加減

虎膝骨　生地　歸身　白芍

牛膝　萆薢　龜板　苡仁

杜仲　桑寄生　一條

## 痺症門

臂痛日久或左肩或左肋是亦行痺之類邪痼難出此因漏肩風之症宜用針刺為妙

桂枝 秦艽 威靈仙 海風藤

紅花 老鸛草 歸身 苡仁

嫩桑枝

痰流經絡所發之處則痛痛惟左臂痛在手三陽之向是肉抽宜

當歸拈痛湯加減

歸身一錢 黃芩一錢 生白朮一錢 黃芩酒炒一錢

羌活一錢半 丹皮一錢半 苦參一錢 茵陳一錢

麦冬一錢　西洋參錢　橘紅又　嫩桑枝另泡沖　並濃湯

泛丸

痛痺左脉細濇，清晨汗出則痛減，此風濕之邪留於營分絡

當歸拈痛湯

歸身　豬苓　茵陳　葛根

生白朮　苡仁（米）　桂枝　知母

苦參　甘草　秦艽　桑枝

痛痺脉軟，乃虛症也，飲食減而身瘦，擬脾虛血耗，病勢輕淺

生地　龜板　丹皮　苡仁

秦艽　漢防己　牛膝　木通

加嫩桑枝

右腿痛而腫右脈細而軟脾虛受濕也濕淫下焦當用風藥以治之風能勝濕故耳

苡仁　獨活　五加皮　萬　秦艽

漢防己　蒼朮　防風　黑山梔

加鮮車前子　三錢

膝腫而痛足腫亦腫脈象細數此濕挾風溫熱而下注也

元生地　丹皮　生米仁　淮牛膝

天冬　秦艽　漢防己　木通

桑枝

又腫痛火炙脉数未退

照前方加川柏

左边環跳穴連腿足痠痛麻木似屬虛寒然右関脉滑数竟

是盜汗，当以下焦湿熱一治（不効）

大熟地（生）　生苡仁　海桐皮　秦艽

川萆薢　漢防已　茅山术　川柏

痛從腿跗膝骨作痛脉象细滑数神此陽虛而寒湿内侵

宜金匱防已黄芪湯

漢防已　黄芪　炙草八分　生白术

雲苓　附子　大棗

## 厥症门

無端眩暈仆厥移时方甦今面目黄色口乾溺赤脉象左细右滑此心胃虚弱而受暑湿之邪暑為大温生痰故病形類中法宜先宣而清理继以補養乃不复發（六月）

半夏 赤苓 香薷 厚朴

川連（湯炒）川朴 廣陳 鈎鈎 木通

鮮藿香叶

病後暑厥神昏口噤痰響涎流此五癇之類脉细数乃虚癇又補之則愈

黄芪 製於术 党参 茯神

杏仁　遠志肉　归身　炙草

桂元　大棗

邵童（銀婦）暈倒冷汗出手足厥逆脈虛細右手尤覺濡澀舌苔白起病不過八九日小便不利正值夏月辛苦作勞之時作暑厥治（此因方而記其脈症補案之）

生脈地漿水

洋參　麥冬　北五味　半夏　硝炒

絲瓜汁　辛　環粟　丹皮

## 怔悸门

左寸關洪大，心肝之火上燔，已火動風升，心膽怯，因火動怵惕不寧。
法宜重以鎮之，苦以折之。

生地　丹參　茯神　遠志肉

柏仁　棗仁　龍齒　辰砂

麥冬　半夏曲　川連　歸身

神麯末打漿糊丸，金箔為衣。

驚悸恐懼，心腎兩虧，自述火升，背熱頭暈，擾寐，痰火
上冒清陽之位，恐延癲癎，虛不可遽補，且進清化為妥。

生地　小川連　鉤勾　青黛

連翹　橘紅　丹皮　胆星

甘草　辰砂

嘈雜心悸見人則畏夜夢紛紜皆屬神受病脉來小沈弦並

痰沸胆經也

茯神　麥冬　龍骨　遠志

柏子仁　棗仁　石菖蒲　丹參

服此蜜丸一併同並

病中驚跳肝不攝而魂不安識也淺前目睛忽陰亦由肝竅在目肝系了

厥筋脉為之牽鈎耳今病與昔病其內因毋全

大生地　龍骨　茯神　遠志

栢子仁　血珀一分乳拌炙燥　棗仁　归身

加金箔三帖攪匀服

葛某抑鬱心神受傷腎不上交故夜卧不寐思慮縈行動則氣促診脉左弦

右細弱痰火為病宜歸脾湯益志膏之類

潞党参　嫩黄芪　元生地　遠志肉

茯神　归身　棗仁　炙草

赤木汁

又脉細弦重按覺乏力肝陽尚亢猶進清肝法（前用補不應疝每以痛左脇脹）

細生地　羚羊角尖　香附　鉤鉤

黑山梔　木通　青黛　橘核仁

加金器一件

又因清肝法又覺舒空些气血久虚之故 但左脉尚沈弦 似從肝治爲安

元生地　茯神　胆星　鈎之

遠志肉　橘絡紅　丹皮　羚角尖

加辰砂六下冲服

神气模糊 夜不能寐 心中腰痛 舌苔黄垢 脉象左弦細右滑大

此心肾兩虚 痰涎扰胆之氣 宜先清淡補

陳胆星　茯神　遠志　半夏

丹參　杜仲　海浮石　橘絡紅

加姜皮

又先暫服方　茯神　半夏　熟石膏　旋覆花

枳實　橘紅　石菖蒲　甘草

又　心悸稍緩，心腸似熱，脊脇時痛，夜寐未安，脉之濡大難減，弦帶數

象。此水虧不能制火，肝胆厥陽上冒，宜去痰藥，佐以潛降之品

虎膝骨　牡蠣　元生地　茯神

川石斛　杜仲　淮牛膝　小草

沈香汁冲

又　經云腎開竅於二陰，溺前二便不爽，必努掙而出，及脊膂下部作

痛，原由腎虧，無以上交於心，致怔悸恍惚，夜不安寐，自用潛陽方法頗

已动眩但纳穀难化腹膨肢浮此因中气馁气亦缘肾不纳气则
气填於中上二焦盖肾为胃关之足膝麻冷其风征矣诊[illegible]右寸
关滑大舌之精滑白苔黄难投温药导阳耳

虎胫骨　牡蛎　大生地　茯神

杜仲　芡实　山萸肉　湘莲

小草　沉香汁

# 不寐

左寸脉弱右寸關脉弦滑此勞心太過心不攝腎而爲夢泄又以脾思慮傷脾虚則生痰停心胞故不寐嘈雜宜先用秫米半夏湯繼以歸脾湯調理然須抛棄一切安神靜養乃可漸次向愈

熟半夏半杯　白糯米小半合　以千里長流水揚之萬遍

二盞煎藥用枯芦葦代炭

# 神昏

神昏似癲，掌擊似痙，脉細而弦勁，是水不涵木，肝風動搖，故比实症易治。

元生地　粉丹皮　归身　淮山药

雲苓　澤瀉　鈎籐鈎　元參

加青鉛（分餘此入水七次取水煎藥）

形質瘦弱，思慮內損之狙，又兼神識昏愚，不癲癇狀，乃痫病分歧法，補不能，急用难治之藥也。

元生地　丹皮　陈胆星　橘紅

玄参　甘草　麦冬　熟石羔

惡極，外瘍之後，自然神識遲鈍，黃黑遍汗，脈象左細右沉滑，此血虛

而挾痰爲病

大生地　陳膽星　歸身　丹皮

寒水石[illegible]　柏子仁　遠志　枳實

甘草　竹瀝五匙沖

病後目昏腳麻，神識呆鈍，而飲食如常，肌肉不瘦，此濕熱生痰爲患

脈象滑大，清理可愈

膽星　半夏　川連　黑梔

石菖蒲　江枳實　萊菔子　白芥子

姜汁

又　左脈仍數大　右脈畧小亦數　因火消痰不應　由水虧莫以制火耳[illegible]

養陰益滲濕

元生地　茯神　丹參　苡仁

棗仁　遠志肉　苓皮　柏子仁

懷牛膝　建蓮　加燈心

如狂

脈象左手寸尺細要，關部獨弦；右手三部洪滑，關部尤甚。此平素心腎
兩虧，陰虛陽旺，痰火素盛之質。腎主水之竅，不能滋養肝木，以致肝陽
易亢。然火易升而心更位同離火，必又須坎水交濟，水不足以制火，故
而至腎傷臆，起夜齊痛，吐瘀，苦病更甚。據述家政煩勞太過，兼素
厥陽之火上擾，則五液為甚，煉煉而成痰火，與涎互於擊，值今暑
令之氣發為狂之症。此與本病不同，然證本虛而標實也。近已涼秋，壅
水困，致陽火漸降，病乃向愈。然餘波未平，故肝胃二脈偏弦現
症口渴便堅溺赤，心煩夜夢紛紜，肺俞中背脅間均係痰火瘀
於肝胃之間，法當先清而後補標症。既平，方可滋養心腎以為
調理之計

鉤二　熟石羔　江枳實　胆星一
半夏　黄芩　橘樓紅　甘草
姜皮
接方　背上筋脈牽急以冷水浸手自覺冷徹於背即飲食入胃亦着背而下
此皆積痰實火致今脈象弦和惟右關獨大仍宜清經陽明
鉤二　白芥子以研五　海浮石　青黛
桑葉生一三　石斛　胆星　菊花
橘樓仁　絡石三

癇

癲癇之症，脈大易愈，脈細難痊。今脈細而目睛少神，交夜煩，連口渴，

是病在重，恐不能去根矣。

陳膽星　生地　丹皮　小川連 酒四炒

海浮石　甘草　青黛 分　漂淨冲服

接方　膽星 炙 附 梔 桔橘 浮石 草

惱怒則肝火熾盛，又加驚恐，則肝膽俱病，木火交亢，以致癲癇，安神香

今雖大輕，而脈象左弦右滑，是火附生痰之故。又筋惕而脹，亦屬肝火熾

仍法以抑肝法痰為主

陳膽星　鈎鈎　半夏　川連 酒四炒

江枳实　橘络红　甘草　滑石
竹沥十匙　姜汁一匙
痫风乃难愈之病脉数兼滑宜先清其痰
鲜生地四钱炒　归身一钱五分　丹皮一钱炒　羚羊角磨汁加入
朱砂漂净一钱　川连五分　陈胆星姜汁炒一钱　半夏
橘络红四钱炒　茯神一两　打糊加入羚羊角汁和药为丸
每晨服二钱
又痫势稍轻未能脱体左脉尚弦宜佐以圣惠三痫丸
白礬一两分一半生用一半煅枯　荆芥一两　为末用粳米粥汤糊丸以漂辰
砂为衣每服二钱

足麻至心而神昏瘛瘲嚇了疲声此痫症之脉细而沉弦宜归脾汤

黄芪　党参　於术　远志肉

炙甘草　归身　鹿角胶　半夏

丸方

芪术党参远志归仲熟地鹿角胶为末　河车一具　坎炁　肝风因肉舞　痰因火生

左边胁项手足之肩腹俱已牵掣之象盖厥阴经脉所过地位皆属痰

火缠扰也痰火不清痫症必发须养从人戒怒静养例痊

陈胆星　海浮石　橘红　钩钩

川石斛　羚羊尖　枳实　甘草

又方　逍遥散加减

又方　耳潛丸加减

# 三消門

此三消中之高消也飲水多小便亦多瘦色悴將來必變臌脹乃至危之疾急用許學士神效散

海浮石水洗研極細末　蛤蜊殼煅存性研極細末

螵蛸炒礦極細末　共為細末每服二錢用鯽魚膽汁七个調服

上消又名鬲消乃津枯水涸之症也又加痢疾是因飲水多而脾不能運水滲腸間為泄下矣脈細弦兮病頗難療以王氏白术散加減之

煨葛根　赤茯苓　白术　白芍

炙草　廣藿香　條芩　厚朴

三消　五十二

營分上消氣表而發者木能生火心脈弦而數宜養陰

清熱

生地 鮮　麥冬 三錢　川連 七分　丹皮 三錢

北沙參 一兩　元參 三錢　西洋參 三錢　甘草 五分

蘆根 一兩

又上渴飲多小便亦多晴飲一斗小便亦一斗之患且便溺淋近下

消楞殊深重脈弦而數再與壯水清熱養營

生地　丹皮　麥冬　知母

川連 七分　牡蛎　元參　天冬

花粉

## 黄疸门

湯 濕熱未清，十分之六，目黄，左脉滑大，清之則愈。

青蒿　茵陳　茯苓皮　苡仁

半夏　厚朴　生白术　神麯

姜皮

接方 口苦舌絳雖減，而倦怠面色萎黄，尚屬濕熱，宜再清之。

青蒿　秦艽　苡仁　茵陳

茯苓皮　大杏仁　杜橘紅

復 病後面黄目黄，脾虛濕熱也，從前泄瀉，繼以寒熱，木克土衰，病

必須溫調，戒食節勞為主。

赤苓 生姜 生附 茵陳
神麯 木通 新會皮 砂仁
姜皮

濕溫則濕熱內積脾家生陽之氣汩沒已盡故痞悶不食周身發
黃此極重病恐難收腫脹則危且以補脾去濕藥調理

米仁 白术 茵陳 萹蓄
赤苓 扁豆 砂仁 秦艽
木通 椿樹白皮

便濁初起脘痞畏寒而穀納反減目黃未退揆度濕熱內積恐其發
腫宜茵陳梔子苓散加清熱之藥

茯苓　猪苓　生白朮　茵陳

川連（吳萸炒）　澤瀉　椿樹皮

脘左連脇作痛肝胃病也病久氣血日耗肝陽日亢土敗被木戕面目發黃是為五疸已劇經脾衰又運而濕熱鬱蘊亦清補兼施之要籍也厥陰肝脈會督脈於巔巔頂痛是肝火之升胃弱穀納大減葷腥絕不沾唇惟覺腫脹之寔脈細且濇往來艱神疲本症宜仿小溫中法以丸作湯調之

參須　橘紅　川連　雲苓

香附　半夏　神麯　澤瀉

茵陳　姜皮

此爲下焦濕熱所致瘡者比內熱由乎陰虧腹脹由乎脾故宜固

清肝瀉火輩既退即且與猛劑 清養法

生地 山藥 丹皮 雲苓

澤瀉 牡蠣 川柏 車前子

牛膝

（不必空）（與此連貫）

## 補遺

古人分別五疸由於濕熱者多此先生不嗜煙酒不冒雨露猝然發目皆黃是豈濕熱為患蓋平素才摛思翰藻勞心著作內經所謂思傷傷脾脾傷則運化失司故當耳順之年早形衰羸之象今已望七高齡脾土日敗色因外彰此非客邪致病殊為深重況穀納減廢行動氣促下肢足浮若根中焦敷布若收防其發腫發喘脈又細濇若神憊補法必見效先以理脾法以觀動靜再商

赤苓　苡仁　製朮　茯神

砂仁　茵陳　楮實子　半夏

姜皮

（攄述平素表湯乃用飯鍋上氣水分日飲一杯　水紅洋娟花並湯
頻飲）

# 齒病门

牙瘡腫痛屬陽明經大要方是陽明熱毒宜上下之藥下之升药

裁之

生地　犀角尖　丹皮　赤芍

甘草　升麻　製大黃　赤芍

三帖後去升麻製黃加麥冬元參

唇淡流唾舌白牙宣口渴唇捲疼分途治此得被濕之脉象左大

右小只理手通矣

茅山朮　半夏　赤芍　白豆蔻

川連　淡附　菖蒲　白螺螄殼

眞飲牙宣足冷面熱固屬陽升不降之象右脉細栗左脇痞聚是
有三陰見象若以藥獲真陽必須人參之大力負以超導其陽方
可成功

歸身　白芍　于术　炙附

茯苓　補骨脂　鎖陽　炮姜

炙草

接方肅火下降又現熱象總由陰不涵陽之易擾動也左脇痞聚納
穀作時木克土衰脾失健運耳

熟地　雲苓　山藥　牛膝

參須　白芍　牡蠣　肉蓯蓉

遇維勝而流水淋瀉暴強大此湯的經濕熱法之首唐理

蒼朮　熟石羔　黃芩　丹皮

犀角尖　葛菊花　甘草

## 耳門

耳聽不聰，脈洪帶數，此腎陰虧而陽越於上，宜攝納也。

生地　萸肉　雲苓　山藥

丹皮　牡蠣（鹽水煮）　活磁石　麥冬

枸杞　龜版

耳鳴兼痒，肝腎相火上衝也，脈弦而細，宜補陰以攝納之，丹溪成法。

又用（二三十歲）

熟地（秋石拌炒）　龜板（童便炙）　川柏　知母

活磁石　肉桂五分（用桂者以其人服滋陰藥覺脘脹且又合滋腎丸之局）

耳鳴脘痛，右脈細軟，腎陽不潛，元氣內損也。

熟地　杜仲　鹿茸　磁石

龟板　牛膝　杨杞　黄芪盐水炒

聤耳忽然發閉不聪，脉象左小右大，乃水虧而陽邪之火上擾听宫也。

生地　归身　人参　熟石羔

石菖蒲　远志肉　枸杞　甘草

外用全蝎去毒　薄荷叶去尾　瓦上焙干　研末加麝香少許下打同

圓条晒干塞耳

# 目門

目珠白者屬肺，肺之經已熱，故色赤如縷，亦由水衰，當以制火之補

陰清肺以[illegible]漸愈

大生地　黄芩　赤芍　归尾

羚羊角　荆芥　甘菊　甘草

丹皮

# 鼻門



鼻淵腥臭，過傷風，則鼻塞而衄，涕叉多，診其左脉弦大，是肝胆二經化火之能爍腦，出涕也。遇此以肅之，勢必叉甚矣。形質素薄，治宜壯水為主而熄火之方，揚遠不如近，故先進藿胆丸為妥。

方　藿香半斤，去梗晒燥　為末，用雄猪胆汁十个和丸，每晨薄荷三分　泡湯送下半

鼻淵乃熱是寒，今受風邪，發右脉細，是風寒入於腦中，宜温散

辛夷一錢半　藁本一錢半　白芷一錢　升麻五分

川芎八分　細辛五分　防風一錢　甘草炙五分

黄芩湯丸　臨卧茶飲下之

右鼻衄時覺腦塞此內成鼻癘之癥肺家濕熱也

生地　黄芩　丹皮　辛夷

木通　桔梗　甘草　川芎

桑皮　茅根　鳳凰衣　三錢

鼻癘流血腫塞咽痛耳痛乃少陽之明風熱也

蒼耳子生研　薄荷　玄參　辛夷

連翹　甘草　天虫　杭菊

燈心

又丸方　六味加辛夷田螺干荷叶以石斛煎湯泛丸

# 精滅门

精滑一月五次，食减，二日三餐，入夜出多，元气岂不衰乎？然右脉沉滑，是湿热也。猪肚丸主之（刘松石梨）

白色苦参炙　左牡蛎另研丹　真于术生用丹

本方用雄猪肚一枚，洗净，捶碎，水煮熟烂，同药捣丸，晨米饮汤下，临卧服之。

遗浊乃下虚不摄，法宜温补。然右脉涩滑，常见鼻衄，是阳明伏热，当用苦以坚之。

桑螵蛸　北沙参　川柏　牡蛎

白芨　芡实　天冬　麦冬

精滑腹痛又復畏寒，診右脈細濇模糊，是陽虛也。桂枝加龍骨牡蛎湯，並以補脾腎藥。

川桂枝　生白芍　炙草　龍骨
牡蛎　杜仲　淮山藥　大棗

李士材曰：夢而後遺者，相火之強也；不夢而自遺者，心腎之衰。今驚悸善忘，自汗盜汗，心腎虛矣。然精滑莖痛，溺孔如有膜遮，此相火復熾也。左脈弦，右脈細濇，陰分之氣弱顯然，宜桑螵蛸散主之。

參鬚　桑螵蛸　茯神　龍骨
遠志　當歸　丹皮　川連

夢泄久則精宮滑洩，當補氣以攝之。遺泄用陰藥不應，亦宜補氣

上黃芪　防黨參　遠志肉　蓮須

西洋參　金櫻子　生龍骨　左牡蠣

茯神

換方

黄芪　參鬚　茯神　遠志

生地　左牡蠣　蓮鬚　金櫻子

浮小麥

# 淋瀝溺血門

淋症乃五此虚气淋症气下陷所致小便频数之时常转失气前阴肠坠理乃是矣近来溺带白腻此实膏淋也水泉不止玉关不固劳苦淋重是即喻西昌所谓下脱之症当可固涩泄药以通之乎两天短涩渴痿不举惟温补下焦庶冀轻减

人参　黄芪　麦冬　桑螵蛸（桑根白皮汤浸，炒）

鹿角霜（小茴泥拌）　秋石　覆盆子　补骨脂

加猪雄原蚕蛾一对（洗净）

溺后余沥茎痛中凝结白浊如精不溺乃膏淋之兆近于小便後

是无又虚溺血之病根总由真阴大亏之气虚陷玉重不固之症

容息祖況向已病嗽水枯金燥由來已久脈弦帶數淋濁纏綿遲矣

元生地　丹皮　麥冬　北沙參

嫩黄芪鹽水炒　蓮須　茯苓　女貞子

茅根

接方
溺血之淋多由於塞而膀胱結熱前因淋濁藥治致誤不效者以

淋濁須補陰寒要能去結熱也右脈弦數宜小薊飲子

小薊炭　蒲黄炒四道　木通　滑石

生地　歸身　黑山梔　淡竹葉

甘草梢　沖入藕汁小半杯

又接方
元生地　歸身　黑山梔　鮮益母草

茅根　杜牛膝汁　洗淨搗碎　加麝香三厘冲服

（此症初起大盛而右脈滑大尺弱可加生大黃五錢許）

溺血雖止脈弦強數此真陰受傷務須節勞絕慾多服六味地黃丸為佳

大生地　丹皮　麥冬　茯苓

淮山藥　女貞子　牡蠣　玄參

茅根

小便常常有血塊阻塞乃陰虛火旺所致近於溺後見粘滑白物是精漏也脈細而數症非輕淺

元生地　丹皮　炒黑蒲黃屑錢半　蛤蚧

甘草梢　蓮鬚　黑山梔　天冬

鮮小薊　藕節　（常十枚同煎）

丸方
滑精之後變為溺血左脈弦大是腎陰大傷而肝陽擾動其所藏之血也此

經絡病久手勿忽視

元生地　丹皮　歸身　川連童便浸炒

牡蠣　白芍　麥冬　黑驢梔

加脂髮灰五錢洗淨煅灰同煎

頻養陰藥以嗽頁減精神稍旺忽然溺血頻次此由肝腎久虧營氣血陽

不上攝于經氣寂下下走于竅竅是病之加重處今雖稍止恐

其復來脈仍細數且有進漸養法之

大生地 麦冬 丹皮 湘莲

北沙参 白皮 穞豆皮 旱莲草

女贞子 茅根

血淋久而不止用生地炙 棕榈子烧存性 归身炙 木通 丹参

丹皮炙 阿胶炒 孩儿茶另研 为末同熟蜜饴糖和半为丸

每日早服三钱 晚服二钱 开水下

湘莲丸方

大生地 归身 天冬 麦冬

川柏 知母 孩儿茶晒干研末 莲须

云茯苓 用藕二斤 糯米二合 水煮极烂去藕取糯米粥合汁

杵丸

# 便血门

便血时发时止，脉象左手弦数，此肝风内煽，古人所谓肠风，经书由於肝邪，治以风药入肝，亦物从其类之义。

炙生地　荆芥炭　归身　白芷

便血左脉滑大，脾胃大肠见伏热之便，溏则血多，便坚则血象火象显，然其浅重逼迫，热为湿滞，宜洁古苍术地榆汤。

茅山术 炒　地榆　炒黄连 酒炒　归身

白芍　黄柏 炙 烧存性　熟地　柏仁

加荷蒂 三个

一人便血，皆要空，皆在中一痛，其气即行下坠，而便血随至，此似属情

便血

脉虚芤，望其便色溏泄，口渴，时发潮热，左脉大，方用四物加参芪地榆

白芷防风根　白芷防风根，其性上升，可以止其气之下陷，而又能去

其风邪之燥热也

便血脱肛，是阴之络乃真阴亏于下，虚阳升于上也，脉细无神，法

宜补固

六味加柿饼灰　阿胶　樗根白皮　牡蛎　苍术用荷叶包烧煎汤

法丸参须汤下　煎汤下

便血日久，脾不能统，每日四次，遇劳血更多，是脾虚之症，但右关脉濡，

兼挟湿热也，法宜补脾，佐以辛苦之味

白术　赤苓　归身　白芍

神粬　厚朴　銀花　炙草

此爲腸毒下血宜人參樗樹皮散

人參　下　臭椿樹根　水洗　生　水煎　[illegible]服

強中門

症名強中，陰虛陽亢所致，用豬腎薺苨湯加減

生地　牡蛎　木通　丹皮

元參　麥冬　黑梔　馬料豆

薺苨恐難得真者以此代之亦

黃芩

疝氣門

偏墜由於先天不足，腎氣衰弱，又兼肉桂斷痛根，亦因胃閉塞而胃火乃旺耳。

六味加川楝子、川柏、小茴香、荔枝核、蒺藜丸，淡鹽湯送。

少腹痛連睾丸，是疝氣也。疝氣屬寒者多，而小便澀滯、赤及血淋者，係肝胃鬱熱矣，宜用元珠平疝方加減。

海藻（洗淨）　橘核　延胡　龍膽草（酒炒黑）

黑梔　山查核（炒焦研末）　柴胡（炒）　小茴香

小腹之氣上衝，挾臍旁兩脇，此名厥疝，乃肝經鬱火，宜丹溪法。

川楝肉　香附　黑梔　延胡

木通　橘核　小茴香

臍下毛際結核如塊，咳嗽則墜入囊中，夜臥則平，此名狐疝，分

宜柬其角握肝病傳脾故近多泄瀉

茯苓　白朮　橘核　川楝肉

半夏　小茴香　神麯　荔枝核

疳氣门

此分拌豆疳痞宜大肥兒丸

於朮 土炒 二錢　茯苓 二錢　米仁 三錢　龍膽草 去根 鳥爾(?) 炒 八分 拌川連 二錢

川連 酒炒 五分　茯苓 三錢　銀柴胡 炒 一錢　白芍 二錢

青皮 一錢　楂肉 二錢　炒 焦　澤瀉 鹽水炒 一錢

用六神麯 米 二錢 打米糊丸 每晨開水下三錢

消疳肥兒丸元方

胡黃連　蘆薈　麥芽　薏苡仁 二錢

使君子肉　宣黃連　木香　檳榔

神曲　肉果 二錢　白朮　茯苓

胃弱者加人參各　或加豆穀虫各　神麯丸米飲下彈子大一丸

乳

乳核即乳巖之類，水虧木不條達也，膿潰兩核散，仍不時脹痛，精神氣血日枯，疏肝湯無樹耳，宜立齋益氣養營湯

元生地（砂仁末炒）　歸身　白芍　炒黃芪
製于術　香附　土貝　茯神
炙草　參須　加橘葉

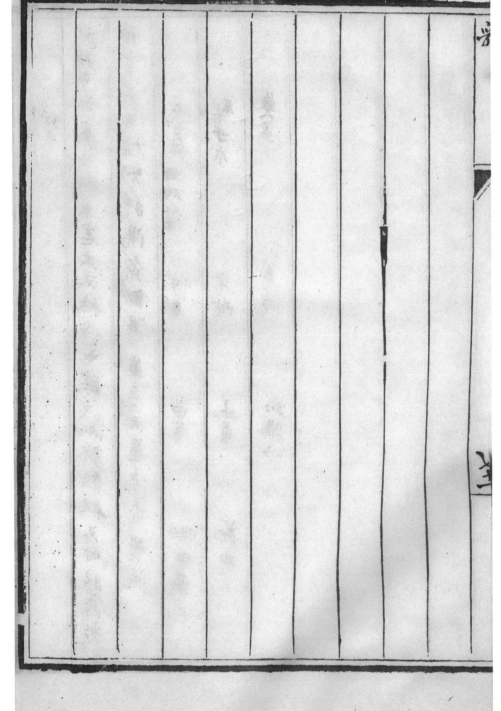

# 漏腸門

下部瘍漏成管，精血腐膿滲泄，所謂尾閭不禁，滄海竭也。陰虧極則肌表損，胃汁脾陰暗耗，自然不食，此損經病，惟用甘以救陰法。

大生地 炒焦　麥冬　苡仁　川石斛

北沙參　扁豆　丹皮　白芍

炙草

懸癰既潰之後，斷難收功，膿水滲，精神日衰矣，今脈象小數，且與滋養脾胃爲要。

嫩黄芪　于術　雲苓　米炒苡仁

白芍　炙草　建蓮　芡實

大棗

脈象左手弦細右手細濡尺部稍弱是在瘍後得此收口最為相宜但軟弱之脈據屬虛象以培補氣血使榮衛充暢則瘡口易斂而精神易復擬用八物湯加固澀精陽之品可以多服

人參　雲苓　於朮　炙草

熟地　當歸　白芍　白斂

金櫻子　加南棗

傷

閃挫脇肩足及右脚，皆膂此，須傷經脉，法當通脉舒筋

露天麻　坑碕　取多年陳米泔水洗晒焙淬共七次　刮去細末每服三下

歸尾　延胡　澤蘭葉　劉寄奴

香附　杜仲　川斷　蘇木汁

水煎送前藥

右脉遲弦，内傷瘀滯之象，傷處現出紅腫，膿中滿悶，宜消通

歸尾　桃仁　蘇木　土　續通川

澤蘭葉　赤芍梗　劉寄奴　李木汁

指甲青黑，盡是血瘀，損肝經，宜舒營以化瘀

元生地　丹皮　益母草　天冬

丹参　丝瓜筋　桃仁

## 邪祟门

耳中如有人語，心神迷亂，恍惚，四肢不牽，脈象粗模，此魅之症。

鬼箭羽錢　獺爪　茅山朮三　半夏

遠志肉　雷丸錢　石菖蒲

加雷震木三

# 行經諸痛

衝任既衰，帶脈不固，癸汛泛濫，前頭眩，脘悶腹痛，要不外及，擬之似無合，以脈之細濇，乃虛症亦痼疾也，宜烏骨雞丸。

白毛烏骨雄雞一隻（重斤半者，餓殺，以毛竹刀剖腹，取出腸雜，洗淨，拭乾）

自製熟地兩　北五味兩（二味納入雞腹中，以麻線紮好）以好無灰酒四大碗、白童便四大碗，同煮至雞爛為度，剔去雞肉，另用瓷器炙黃色兩

於术兩　雲苓兩　炙甘草錢　生地兩　歸身兩　白芍兩

川芎兩　杜仲兩　香附兩（童便浸三日，烘乾）　地骨皮兩　丹皮兩

右藥各炒磨為粗末，同雞肉及腹中腸雜同搗勻，烘乾再磨細末，另用人參兩　砂仁錢　研細末，和入前藥末中，再以雞

首以酥炙燥爲研細末和入藥中再用淮山藥炙磨粉以前

煮鷄汁打漿糊丸如晨飯飲湯下可

納穀難化脘痞作脹脾虛而氣瘦也脾爲諸陰之首食少則陰虧故須運脾之品宜補脾胃以補陰也若投陰藥則誤矣

雲苓　白朮　半夏　砂仁

白芍　杜仲　艾葉　神麯

苡仁　大棗　粳米

飲食減少手足逆冷元氣虛也中焦無以取汁何由變化精微自然血少若拘經遲滯之說迷投燥藥則陰氣耗而營衛何以血養矣

归脾汤去木香加杜仲

女(遇)经行腹必作痛饮食不进而每汛期须五六日脉象细涩

此气血不足不能通畅流行也

四物加枳术云苓砂仁炙草香附大枣艾绒炭

丸方　四物加清蒿丹皮桂枝秦艽阿胶炙草　姜枝汤送丸　此(艰)

方极必兼足痛痹症

经漏月余左脉弦大右脉细濡是肝亢乘脾以致血不归经法宜

清肝补脾用补中益气汤合柳青丸

黄芪　枳术　人参　炙草

归身　升麻　当归　川连

白芍　大枣

经身似崩症血分自然偏漏但大便时泄畏食晕油荤之素有疲病

所养血不能收敛立斋论谓脾为生血之源肝为藏血之藏今

脉左弦动右细弱是木亢土衰也法当清肝补脾使血不妄

行而诸证统摄其患自除

白芍　归身　于术　杜仲

川连　乌贼骨 川 淮　赤苓　苡仁

香附　大枣

接方　芡实　白芍　熟地　山药

人参　於术　云苓　甘草

天癸當止之年反一月二三至是血熱妄行也血之源頭在乎胃脈

痛兼嘔惡心煩呃者腎為胃關耳

生地　歸身　白芍　杜仲

麥冬　川柏　牡蠣

丸方　歸身　白芍　生地　二蠶綿

側柏葉　牡蠣　川斷　杜仲

菟絲子　棕櫚子　用山藥打粥糊丸

年逾五旬崩帶兼作真陰日虧咳嗽多痰此損怯病也右關尺細耎

宜補中氣以固攝之圖穀納稍增耳

參條　黃芪　於朮　川連

[illegible]

青蒿　杜仲　牡蠣　炙龜

側柏葉炭

經停門

經停半載內熱乾欬已成損怯用養陰藥不効擬倣喻西昌治損以棄用苦寒以通經

蘆薈炒三分　胡黃連炒五分　丹皮錢半　當歸錢

銀柴胡炒錢　杏仁錢　熟地錢　茯苓錢半

白芍錢半　神曲錢　打粥糊丸

脈象左弦數右細而滑是氣血兩虛以致經停病作恐姙娠也內熱飲茶嗽嗽頃椀乃真陰不足肝火上擾又兼脘痛則滋清之藥難投顧此不得彼病必日深姑就脈論治倣鼓峯方法

八味逍遙湯加白芍炙香附童便炒　參須　炙甘草

經停

經停五月，腹脹多極，周身無阻，孕病但脈要有力，食減形瘦，是衝虛而肝火旺，無不流行，以妹不必以前症為害，宜用立齋法

以補為速

黨參　黃芪　川芎　於朮

川連酒炒　柴胡炒　丹皮　香附

白芍　炙草　姜皮

# 產後門

產後病腹下甚，先偏濁陰犯中，不可以腹滿為實症，洞泄跗腫，脘痞，後晨至午頗減，日暮黃昏漸甚，中焦陽微已見一斑，由腹滿至下而病根在下，肝腎真陰下虧，不敢剛藥，宜通，做薛氏腎氣法。議泄肝吳萸、肉桂之辛，不致劫陰，似可通陽為法。

六味去萸加芍姜附子牡蠣炒炭煎

胎前水腫，臨產自漸消退，一月不消，產後下虛，妄以破氣寬脹，百日來腹大且滿，按之疼，此皆氣散漫，又以丸藥補澀益助其鈍，以致氣凝血滯，經候不來，為難治之病，用腎氣湯煎，為成炭而含味濁，兼調琥珀末以通其血澀。

炒炭水益臨服调入琥珀末

桂七末如滕車

產後十年不餘病發必於腰脊痛椎尻氣墜心痛汗出背寒

空虛維皆不固精血大虧當以血情之屬通補奇經

鹿茸　鹿角霜　鹿角膠　當歸　茯苓

以鞋　杞子　柏仁　沙苑　杜仲

產後空熱時作經臧不疼陽維為病也

以桂枝湯

產後腿痛已退時不淵疲去若灰黑夜邊腿髀骨痛此血虛兩營衛不

能流通之脈象帶數宜養營清衛

生地　歸身　白芍　牛膝
地骨皮　丹皮　秦艽　苡仁
產後宿恙已經五載　小便淋漓　黃白帶下　此虛症也　脈細而數　宜六
味合生脈
生地　丹皮　芡實　雲苓
山藥　牡蠣　杜仲　麥冬
北沙參
胎前瘧疾　產後復萌　迎來頭眩身痛　口渴　心宕　是氣血兩虛之象　須
服人參養榮
虎膝　歸身　白芍　製首烏

杜仲　牛膝　川斛　茯神

於术　青蒿

產後腹痛，咳嗽不能飲食，常見寒熱泄瀉，面浮，乃脾肺兩虛，脈雖細

小戒投涼潤

黄芪　白术　杜仲　雲苓

甘草　苡仁　白芍　麦冬

大棗　淮小麥

產後血淋，延及半載，向來必以利水清火等藥為治，今右脈柔軟，

左關尺帶弦數，此元氣虛而肝腎不攝也，食後中作滿，暑天亦多汗，

氣虛下陷可知，宜補中益氣湯

黄芪　白术　人參　归身

柴胡（米醋炒）二錢　升麻（米醋炒）二錢　黑梔　生白芍

炙草　大棗

產後血虛且兼遇天寒則血泣而凝皆紫黑天暖則血淖流通而成此

以補血爲主

四物加澤蘭及孝元桂枝丹皮

換方

四物加於术杜仲　炙附延胡　蘄艾　砂仁丹皮

氣血不固則爲小產小產而胎不長者亦因胞胎之經脈衰之也帶下既

久奇脈空乏氣常下墜自難擔荷至於崩漏間作衝任滑矣脈細

此方宜用泰山盤石丸

人參 二錢　於术 一錢　黄芪 一錢　雲苓 一錢
甘草 五分　杜仲 白糯米炒 一錢　白芍 一錢半　熟地 三錢
歸身 一錢　椿根白皮 一錢半　陳棕 煆灰 一錢
山藥打漿糊丸

補遺

行經乳房脹飯後火升少腹脅痛痛脉數右弱
生地 八分　歸身 二錢　白芍 一錢　川芎 童便浸三日炒 一錢
製香附 二錢　製於术 土炒 一錢　條芩 酒炒 一錢　杜仲 三錢
丹皮 一錢　川斷 一錢　小青皮 米醋炒 一錢　橘核 炒 一錢
經水趲前少痛腹痠平後倦怠心忡火冒脉象左細右滑且虛氣

拌之

生地 砂仁拌炒 分　归身 钱　白芍 酒浸晒干 钱　麦冬 钱

杜仲 钱　茯神 二钱　香附 童便浸炒 钱　牡蛎 盐水煅 二钱

西洋参 二钱　丹皮 二钱　川断 二钱

山药 钱　打粥糊丸

淋沥多而久，与崩症相類，加以带下，元气日衰，血止後腹坠肛胀，血虚而气陷也。但经血未行之前，腹满不能食，血行方可納穀，是由肝气鬱逼以致血不归经，若遽补之，血滞而痛加矣。今脉象弦数，重按不柔，宜调气和血為主。

生地　香附 米醋炒　五灵脂 米醋炒 三　归身

地榆米醋炒　牡蠣　烏藥切片　黑梔

側柏葉童便炒焦

接方　生地　香附　杜仲炒斷

苡仁　歸身　地榆　棗仁[illegible]炒

海螵蛸米醋炙三次研　炒香樗根皮　又為末　此病加紅蜀葵花白

蜀葵花紅花　以後乃加參湯

經漏乃脾不統血之症，制脾愈虛，健運失司，滲成腫脹，非經病也。面色

萎黃，須見[illegible]宜補脾調經

苡仁　焦术　茯苓皮　樗皮

神麯　車前子　丹皮　杜仲

加琥珀屑五分
血崩之後氣悶惡心食少眩脈象左弦右細是肝脾不和所
致
歸身　白芍　香附　半夏
杜仲　牡蛎　川楝肉　炙甘草
加黄牛角鰓烏賊骨同煎 錢半
臨前咳嗽小産之後加重近以來聲嘶　口渴此屬營之象脈滑帶數益
惡風盜汗法宜清解
地骨皮　丹皮　秦艽　炒熟淡豆豉
根生地　杏仁　橘紅　冬桑葉

浮小麦

產後元氣神昏小便不通鼻流血水脈數足冷皆危險之象不可忽視

雲苓　歸身　炮姜

生白朮　車前子　丹參童便浸炒

接方　以其左脈小弦用熟地歸身牛膝雲苓白朮麦冬車前子炙草丹

產後不動接用參朮歸干姜炙草牛膝附子白芍其脈左小右大而要取之

稍效而惱後又復不動後不治

產後右脇疼痛氣攻之則痛脈細濇而數常發寒熱此癖留不化防

發癰瘍

丹參　党參　黃芪　白朮
归尾　熟地　炙甘草　菌桂
赤芍　煨姜　大棗
向來經水不調，未至天癸將止，遂至腹脹食減，脈來弦細而濇，此是
瘀積在內，用古方莪稜丸
大黃用米醋一碗煮乾　五靈脂揀淨，亦用米醋三盞煮乾
蓬朮米醋四　右將蓬朮磨末，同上二味搗勻為丸，每晨米飲
湯下之
莪稜丸原方
錦紋大黃用一半醋浸蒸，一半童便和酒浸蒸，製七次曬乾為末

歸身　地黄各五錢　濃煎汁一盞煮糊為丸梧子大小茴
香煎湯下卅丸

# 附方

湖州凌嘉六記丁亥九月有常州陸姓子年廿三歲體肥喜飲曾患三陰
瘧以瘥後自常回滬遊逛因胃停食先發寒熱後但熱口渴乃妄服
生萊菔汁遂致大便泄水不歇飲食且時呃逆舌苔焦黑而乾起
殘亮脈沉細弦濡而係請者為余授業朱由救陰存津滑化痰
沸一條不應嗣請硖石鎮朱杏柏先生診治設一方始由自下黑
矢日漸平復詢其本常州人喜酒多食冷皮蛋冷雞肉而生病也

後錄朱杏柏先生方　此案滑泄而不[illegible]也

脈象左三部沸右三部浮浮部滑沉部石沸舌苔焦黑大便泄瀉由溼
痰壅塞清濁升降不利中州失司積而育陰滑通之以戕濁痰粘穢

濕邪中焦脾氣机因之利再商溫滲陰備方裁教

冬白术 錢半　川附片 七分　陳橘皮 一錢　生姜汁 一匙 冲服

桂枝 一錢　麸炒枳實 八分　紫菀 五分

清炙甘草 八分　姜製半夏 錢半　淅茯苓 錢半

脈象漸起舌苔黑色稍退便泄已止仍宗前法加減備方裁教

生白术 二錢　清炙甘草 一錢　姜半夏 二錢　麸炒枳實 一錢

川附片 一錢　桂枝 一錢　生姜汁 一匙 冲服

脈象右三部滑舌苔黑色已退中州待運[illegible]濕痰未化擬溫脾化痰備方裁教

冬白术 二錢　枳實 八分　淡竹茹 一錢　清炙甘草 八分　川附片 一錢

潞黨三錢　薑半夏三錢　上猺肉桂五分（研末冲服）

研末冲服

脉象左三部弱，右寸滑濶，尺亦弱，舌苔黑色退未净，仍拟温理中州

萬頤漢參備方裁政

生江粟三錢　淡吳萸五分　川附片一錢

炮姜五分　酒炒當歸三錢　酒炒白芍二錢

潞黨三錢　桂枝二錢　生姜三片

薑半夏三錢　大棗五枚

（女附陽色紫此伏邪也，炮姜仍參用，圓否之）

脉象左寸濶滑，舌苔黑退未净，仍以温運中州以導痰滯，備方裁政

生於术 钱　洋参 二钱　姜半夏 二钱　麸炒枳实 八分

清炙甘草 五分　陈皮 一钱　生白芍 一钱　麦门冬 去心

生姜汁 二 冲服。

（下昂村吴古年先生室）指迷清心返魂丹方

专治惊恐失志疾迷心窍妄言妄笑神不守舍一切文武颠狂

五种痫證癡病

真天竺黄 一两　青黛 二钱 拌天冬 一两　煨水炒北川橘红 二两

姜制半夏 一两　川郁金 一两　陈牛胆星 一两

酒炒当归 一两　真川贝母 一两　上上乌沉香 三钱

煨明天麻 八钱　真熊胆 一钱　九孔石决明 一两

附方

赤茯神三钱　薑水炒柏子仁三钱　鮮石菖蒲七分

全蝎梢五分　當門子研冲一分　生龍齒五钱

甘草水製遠志肉一钱　龍膽綠礬七分（晶蝎尾拌炒）　灯心同研琥珀二分

猪心血拌炒丹參三钱　麩裹煨枳實一钱　切片原生地三钱

合炒夜三钱　猪膽汁炒黄芩三钱　酒炒川黄連二分

炒斷足白殭蠶三钱　鉤藤鉤三钱　烏犀角尖磨冲二分

薑汁炒黑山梔三钱　鮮取白頸蚯蚓——平子去泥洗

明雄黄精五分（同生明礬二分用陽城罐煉成丹砂研末）　鮮竹瀝一两

生薑汁五分　赤金箔廿張

右藥泡製如法和研細末先以鮮䕺白頸曲蟮並熬取汁

和姜汁竹瀝臘雪水法丸，每用甘草、燈心湯吞丸如菉豆
大，以留出辰砂為衣。備皇嗣之家，加入珠珍、牛黃、麝香
更初及日空心空腹時用
鮮竹葉　燈心廿尺　蓮子心　朱竹心　鈎藤
薄荷尖　煎湯送服，丸藥不可間斷服，每一料可也
此方係丘曉五兄授業我師下節　吴瘦生夫子門下
口授傳皇秘不傳方，救人疾苦，宜遵　天保壬辰年十一月書
目錄方附前冨江宮為黎源唐崑兼世兄照印　伊序星庶肥中
鶴門下士　治乃第八郎疾照方合服，後育間接崑中叢來函
詩云

此方甚見效驗舍中服過一料現已全愈已赴邗上守制

錯低矣足証丹方之神妙感謝之至務乞不吝之之

凌嘉六謹誌

# 青霞醫案

# 青霞醫案

《青霞醫案》不分卷，清抄本，一册。清末沈青霞著。沈青霞，名登階，號青芝，瀨江（今溧陽）人，清末名醫，擅喉科，存世有《喉科集腋》一書。據書前自序，知自幼習醫，因白喉時疫，朝思夕索，以求活人心法，終著成《喉科集腋》。是書無序跋、目録，尾題有『光緒十八年二月瀨江沈青芝記』字樣，由此可知成書時間爲一八九二年。《青霞醫案》爲裘慶元舊藏，經無錫周小農、嘉興馬星樵校勘後，收入《珍本醫書集成》中。今本首葉鈐『紹興裘氏』『讀有用書樓藏書之章』印，應即是裘氏舊藏本。書中偶有朱筆校訂痕迹，或亦即是周、馬兩先生校勘。書高二十七點八厘米、寬十七點三厘米，版框高十九點五厘米、寬十四厘米，四周雙邊，白口，單魚尾，半葉十行，爲裘吉生藏抄本用紙。首葉另有『中華書局圖書館藏書』印。

是本爲醫案類著作，但又與一般醫案著作有所不同，如全書所載僅十二則醫案，每案記載詳細，日日有診，部分醫案日日更方，巨細悉備。是書内容，原分爲兩部分，第一部分所載爲方子嚴哲嗣方仲侯及家人醫案。方子嚴（一八三〇—一八八九），名濬師，號蕉軒，晚號夢簪，安徽定遠人。咸豐五年（一八五五）舉人，官至直隸永定河道，署按察使。方氏官高威重，病者爲其至親，故醫者診療用心，每日更方，記載病症方藥詳細。第二部分所載包括萬秋圃令媳、方果卿明府如夫人、方仲仁等人醫案。

除記載詳細外，是書還有一個特點是病人均爲醫者親朋，關係密切，故能日日診療，病情有變，皆能記載。而觀其方藥，多宗古人，用經方不改一藥，即是生烏頭、生附子等有毒之品，亦不減省，可爲今日用經方者參考。

（于業禮）

# 目録

# 青霞醫案

# 青霞先生醫案

瀨江沈登階青霞著

丁丑九月[illegible]侯於鳳陽試寓、病甚劇、時手寄卯上觀察招予往治、之於月之二十二日起行、二十六日抵鳳、與仲侯朝夕診治、閱一月、始獲起坐、茲將顛末錄記於後、

九月二十七日、診得脉來如弦、灼熱無汗、午後尤甚、面上浮腫、色青黃、鼻黑暗、口苦而渴、時作咳嗽、痰色青白、有沫如珠、口內流涎、舌苔滑膩、前半色白、後半灰黑、唇口焦裂、神氣昏沉、日夜寤而不寐、是內伏秋燥之氣、外受冷露之寒、病延兩旬、燥氣化熱、表裡未能通達、邪氣深入、灼熱日多、陰液所存無幾、漸至內陷、證屬險危、非喻氏逆流挽舟法、恐難奏效、以四

逆散合增液湯加减、若能得汗、方是佳兆、

柴胡　鮮生地　釵石斛　大麥冬

元參　枳實　牡丹皮　天花粉

金銀花

二十八日、前師喻氏之意、參以救液化熱、渾身得遍汗、其灼熱雖未退盡、而表裏蓋已通達、由午睡至申、始醒、神氣安寧、大有轉機之象、經云夏傷於暑、秋必瘧痢、察病情、邪已深入、將來恐有瘧痢、仍宗前法、以枳實易茯苓、引鬱蒸之熱、從小便而出、方爲合法、

柴胡　鮮生地　釵石斛　大麥冬

元參　茯苓　牡丹皮　金銀花
天花粉
二十九日，病由前延兩醫用藥夾雜，若寒過分，陰寒之性，凝結下焦，日夜腸鳴幽幽，如走水之狀，若燥糞不行，早伏便溏泄瀉之機。今灼熱已退，神氣清爽，肌膚潮潤，身汗常有，能不慮及傷陽之條？恐裡陽衰乏，陰盛生寒，真陽飛越，亟須鎮攝，免至臨時棘手。譬如劍閣若據，而陰平非復漢有也，非真武湯不能勝任。
熟附子　炒白芍　白术　白茯苓
炙甘草

十月初一日。昨服真武湯，口中不乾不渴，心中不煩不燥，咳嗽

流涎，面浮尚未見鬆，仍宗前法加茯苓一錢。

熟附子　炒白芍　白茯苓　炒白术

炙甘草

初二日。真武湯連服兩劑，兼以猪膽蜂蜜導入穀道，夜半下燥

糞甚多，脉靜身涼，稀粥稍進，口中流涎作苦，灰黑之苔已轉

白膩而滑矣，面上浮腫，喉痒咳嗽，痰吐不出，色青如膠，白沫

如珠，尚未鬆動，内伏秋燥之氣已化，外受冷露之寒未宣，遏

塞肺竅，若不早除，愈後恐成痰飲，致有咳嗽氣喘之疾，惟小

青龍湯能直入病所，通達肺竅，非此方不爲功。

麻黄　細辛　桂枝　乾薑

半夏　五味子　白芍

初三日，昨服小青龍湯，喉痒咳嗽，痰吐白沫，皆鬆，大便又行，予

思病久則虚，有先補而後攻者，有先攻而後補者，不可執定。

成規，氣體本虚，而病已一月，不妨先固真原，待氣分稍充，再

行攻伐，未嘗不可。八珍湯去熟地，加陳薑、芪。

潞黨參　茯神　炮薑　川芎

白芍　炙黄芪　當歸　於术

炙甘草　大棗　生薑　防風

初四日，昨服八珍湯，夜間出軟糞甚多，天明時，又下糞水一次，

真原稍復能食薄粥少許但咳嗽稍定痰未活動仍用小青

龍湯服後再議

麻黄　細辛　桂枝　乾薑

白芍　半夏　五味

初五日服小青龍湯痰已活動白沫亦無面上浮腫盡消然經

方能直入巢穴祇能暫用連日已行燥糞三次又見稀糞上

中下三焦皆屬虛寒胃氣未開薄粥仍然少許宜溫補脾腎

氣血爲法

炙黄芪　潞黨參　炒白朮　白茯神

破故紙　縮砂仁　炮薑炭　熟附子

全當歸　大川芎　炙甘草　大棗
生薑

初六日，自邪熱一退，即用真武湯，繼用温補脾腎，不料糞出晝一夜，連瀉稀水三次，病後泄瀉滯下，用藥更難。閱方徐二君之法，大黄連用十日，不但大便未通，反將陰寒之氣結聚腹中，以致日夜腸鳴，幽幽如走水狀。仍宗前法，加温煖腸胃之品。

煨肉菓　吴茱萸　熟附子　炮薑炭
白茯神　炒白术　炙黄芪　潞黨參
破故紙　炙甘草

初七日兩手關脉見弦、陰陽不和、夜半大便、易於受涼、時將未初驟然寒熱兩時、汗出直至足底、被褥皆溼、夜半又下軟糞一次、竊思病後汗多、恐陽氣衰微、擬參附湯以扶陽固氣、予調治病難、而養病亦不易也、

潞黨參　熟附子

初八日連日寅刻大便、起坐床上、天尚未明、而寒氣更甚、又泄瀉三次、體虛之人、焉能不受寒涼、隨看兩手關脉弦而有力、是虛瘧來侵、幸而寒熱時候不大、只胸腹時覺膨脹、小便混濁黃色、以補中益氣湯升清降濁、待瘧疾轉正再議、

潞黨參　升麻　柴胡　陳皮

當歸　炙黄芪　於术　炙草

生薑　大棗　白茯苓

初九日，脉弦不平，陰陽未調，已轉間日瘧疾，先寒後熱，約兩時許，熱退汗收，被褥全行汗溼，而手指氷冷，特恐汗多亡陽，華喜泄瀉，已止，寒漸化熱，日夜食稀粥湯數次，惜無人參調補，只好重用黨參以代之，兼固陽氣，庶將來病愈後，真元易於充復，參附湯主之。

潞黨參　熟附子

初十日，瘧不當期，臍腹時覺膨脹，小便混濁，餘皆平安，以小柴胡湯輕劑，直入少陽，以探病機，佐猪苓以分清濁。

柴胡　半夏　黄芩　黨參

炙草　猪苓　生薑　大棗

十一日，瘧來午前，已早兩時，寒去熱退汗止，似乎稍鬆，記日來

已來三次，汗多屢潮被褥，指尖不冷，只覺胸腹膨脹而響，小

便混濁，精神疲困而已，獨參湯主之

潞黨參

十二日，瘧不當期，餘皆平安，如果來日再至，恐病久汗大，難以

支持，仍用少陽經重劑，加猛藥直入巢穴，所謂不入虎穴，

焉得虎子，若不即除，延久恐難制伏，

柴胡　黨參　枯芩　常山

花粉　半夏　猪苓　知母

甘草　生薑　大棗

十三日、昨用猛藥、卻是行險僥倖、而瘧疾竟除、一大快事也。令

仍以獨參湯主之、

潞黨參

十四日、精神漸復、薄粥頻添、惟胸腹膨脹、小便混濁、渾身作癢

此汗出潮溼所致、無礙也、從此小心調理、指日可以痊愈。五

苓散主之、

炒白朮　猪苓　澤瀉　茯苓

肉桂心

十五日、小便混濁、業已分清、大便如常、並無虛熱潮熱等證、只有胸腹膨脹、時嚮、經云、飲食後作脹、其脹在腸胃、不飲食亦脹而響、其脹在脾、水氣結聚、脾為所困、經所謂脹滿之證也、

宗景岳人參四磨飲合五皮飲加減

大腹皮　真陳皮　茯苓皮　製川朴

老蘇梗　潞黨參

十七日、腹脹已鬆、仍宗前法

大腹皮　真陳皮　製川朴　茯苓皮

潞黨參　老蘇梗　炒枳殼

十九日、腹中膨脹已消、惟飲食下咽、下氣上逆、泄氣而消、揣其

病情是清濁之氣升降失和耳現兩足軟弱步履維艱仍
宜睡養切勿勉强致生別端仿七氣湯
熟半夏　製川朴　白茯苓　紫蘇葉
玫瑰花　鮮生薑
二十七日睡亦安寧二便如常且素患内痔便後有血或有或
無近食麵飯頗有滋味兩足仍然軟弱再用調補之劑五十
日即可復原予細查前方不覺心膽驚悸始知死裏逃生之
病仲侯受之而用出奇行險之方予一心主之藥到病除者
有神助焉回憶乙亥冬揚州太守英公病亦危險予一藥而
除七年之疾仲侯與英公病雖不同其爭則一也予並誌之

黨參　萸肉　茯神　枸杞

山藥　茯苓　炙草　棗仁

十一月十五日，予切脈，幼得太素之傳，仲侯品格清高，容止謙順，將來福澤未可限量，惟大病甫痊，精氣未復，務當慎風寒，節飲食，則天地六淫之氣自然不侵于內。予自十月二十八日由鳳田刊，仲侯半月以來，連下黑糞大小百餘枚，惟日間多坐，夜間兩足微腫，虛汗頻有，大便間或有血，是水寒土溼，木鬱風動之故，當補火燥土，煖血溫肝，即痔血亦以此法通之。

炒於朮　大生地　炒黃芩　清阿膠

熟附子　炙甘草　老䕲枝　鮮扁柏

灶心土

辛巳夏四月中浣武少尉巨川方篤部伯融來寓出方子嚴觀察專信見示始知觀察喆嗣揖趙患證屬余醫治余恐才識不逮託其善為我辭是晚二次信至詞意諄切實難再卻當料理行裝次早乘輿赴入寶即夕至高郵輿人困之遂易舟乘順風夜行十九日午初抵觀察寓診視揖趙之病熱將內陷危險之至先進紫雪丹驅其熱繼以犀角地黄湯救其陰周身汗出其熱解去於是專用育陰法舌喆回津又用導法燥糞兩下胃開神靜惟右手經絡為濕邪所羈致軟弱不便本古賢治痿獨取陽明法始獲轉運自如旁觀謂余是岐黄神手余曰命也非人力所至既承觀察信任自不能不竭

盡心力、用副見委、茲將所開脈案藥方、鈔錄一帙、冀同道君

子正之、並書數語、以誌顛末、

四月十九日、病已十餘日、未曾微汗、以致外溫內灼、舌苔乾而焦、短而硬、直如黑鐵、且牙關漸緊、言語不清、口內氣味腥臭薰人、臥床不能轉側、神氣昏憒、是熱熾而邪逼入陰中、蓋陽津陰液均已乾涸、汗自不能外達、內陷顯然、危險之至、用紫雪丹、單刀直破堅壘、繼以犀角地黃湯去熱存陰、若得微汗、則吉、

紫雪丹

犀角　鮮生地　丹皮　生甘草　本方

去白芍
添甘草

二十日、昨診兩寸關脈如弦、舌短硬、其苔乾黑、邊尖紅如鏡、唇破、口臭、牙緊、言語不清、頭熱、而手足心胸腹按之尤覺火灼、眠覺不沉、神氣昏滯、腸胃津液皆為邪熱耗損、以致肌膚如鱗、病已十三日、曾未出汗、邪氣從何而走、當進紫雪丹、犀角地黃湯、夜間甫得渾身微汗、僅至大腿、脈息稍平、肌膚漸通、舌尖光紅轉淡、但津液未回、所飲湯水皆要熱服、經所謂內熱極則外自生寒也、前方加重、添生白芍麥冬、

前方犀角地黃湯加重加　白芍　麥冬、

二十一日、昨服原方加白芍麥冬、汗出至腿、身熱已解、六七牙

關能開、舌硬漸軟、稍能伸縮、神氣清楚、口内腥臭之味亦退
八九、但胆卧床、難動、舌黑乾燥、尚未有效、是悶遏之邪化火、猶
未能由汗而退也、原方加元參、以育陰氣、閻吳先生一方、思
古人設白虎湯、係直入陽明、藥到病除、須作渴時飲灼熱汗
出、方能進之、性命攸關、寧可弗藥、此次内熱、延燒頗劇、已成
内陷之象、經云熱極則風動、胃爛則吐紅水、則此時候、雖神
仙亦無可如何矣、救熱存陰、轉危為安、天也、非余力也、
原方加元參
二十二日、連進前方加元參麥冬、身上手足心之熱退清、渾身
有汗、仍未到足、緣陰為汗源、亦藉陽為鼓盪、足有三陰三陽、今

熱傷陰液致三陽之氣亦失其權故未達到也現在黑苔全退舌尖能伸能縮紅漸轉淡至今津液未回可見熱極將陰分燒損非重養陰氣恐難勝任去鮮生地易大生地停紫雪丹

二十三日昨進育陰重劑始能脈静身和眠安便濁惟燥糞凝結腹中舌條仍然乾燥自十九日起二十三日止津液尚未得回可見水為火涸今日始見瘦容仿增液湯加以淡滲之品引熱邪從小腸而出非此不為功也

細生地　元參　銀花　茯苓

大麥冬　滑石

二十四日昨進增液湯佐以淡滲小便晝清夜濁舌條中間乾燥紅色花開邊底皆有潮潤之意右手筋脉軟痿不能運動似乎作痿是邪從火逼入經絡仍宗前法方能内液充復則舌上自然生津矣

細生地　茯苓　滑石　麥冬

銀花　元參　燈草

二十五日連進增液舌上潮潤現在根生白苔舌尖尚紅至右手痠軟難動俟燥糞已行後再行料理仍服原方去滑石加知母

二十六日連進原方今日周身潮潤舌上白苔生滿小便清利

可見雲行雨施，萬物皆生矣。惟舌尖尚絳，經燥糞未下，此係大腸津液未復，仍宗前法。

麥冬　大生地　知母　銀花

元參　茯苓

二十七日，舌上潮潤，舌尖仍紅，口唇乾燥，皆因燥糞雖動部位未得下行，結而生火，仿養陰薰以潤腸軟堅爲法。

大生地　元明粉　知母　麻仁

元參　茯苓　川黄柏

二十八日，進潤腸之法，腹中燥糞下至小腹，舌上潮潤，前半截稍乾，咳嗽一二聲，吐出稠痰一口，似乎上焦肺氣已舒，惟胃

氣未甦若能燥糞下行營衛流通矣今去其軟堅專以潤腸
為法

大生地　郁李仁　知母　蘇子
麻仁　杏仁　元參　柏子仁
天門冬

二十九日停藥

三十日腹中作脹更衣不得萬分焦慮擬以猪膽導法商之
于余余曰可如法治之下黑糞三十餘粒病者頓覺身輕也

五月初一日昨用導法燥糞五下舌上津回舌尖之苔未生頭
痛身微熱汗出直至足底餘垢未盡仿參麥合滋燥法

黨參　麥冬　白芍　花粉

生地　知母　丹皮

初二日。停藥。

初三日。燥糞下，從頭上輕按則熱重，重按則熱輕，口中作燥渾

身皆然，而太陽瘧前用甘寒之品，得汗而身熱退清，現熱又

起，午後尤甚，溯進甘寒已十一日，但未經汗下之身熱與已

經汗下之身熱大有虛實之别，不能再進甘寒，恐有金寒水

冷作嗽傷脾敗胃等證，思維至再，經文有甘温能退大熱一

條，兹擬早服補中益氣，晚服地黄湯以滋腎水

嫩黄芪　黨參　柴胡　升麻

白术　茯苓　陳皮

熟地　萸肉　懷山藥　丹皮

澤瀉　茯苓

初四日，昨進補中益氣湯並地黄湯，面上暗色開爽，身上潮熱

解去大半，稀粥漸增，舌條尚有些些作乾，此皆元氣未復，宗前

方加麥冬藥加重。

端陽日，停藥。

初六日，初三四進補中益氣煎，以六味，虚熱退清，又用導法，下

燥糞極多，惟病久則虚，仿八珍湯加黄芪，雙補氣血，至右手

不能懸候，氣血充復，再行專治。

廸

黄芪　黨參　於术　茯苓

炙草　熟地　川芎　當歸

白芍　生薑　大棗

初七日，昨進八珍加芪，營衛之氣稍和，照服原方，藥味加重。

初八日，八珍加黄芪，服後胃氣已甦，稠粥加倍，右手骨節，按之知痛，肩臂手指均覺痠麻。經云：四肢為諸陽之本，邪氣客於經絡之中，陽氣内衰，不能榮養筋脈，若不及早治，則日久必延蔓為患，為廸分摧為蛇，將若何？宗前方，雙固氣血，加附子以通其陽，桑枝以引入手臂。

川芎　當歸　白芍　熟地

黨參　於术　雲茯苓　炙甘草
製附子　桑枝
初九日、照服原方、
初十日、初八九兩日、八珍加附子桑枝、右手掌指能動能握、並知痛癢、營氣已和、忽又頭疼發熱、舌上作乾、此陽通經動之象也、病已四十餘日、真原虛極、非附子不能扶助陰陽、以通經絡、至於虛熱潮熱、盜汗日汗不寐、浮腫、病後常有、不足為慮、仿補中益氣加蔓荊子、以升清降濁、
黄芪　黨參　升麻　柴胡
茯苓　白术　陳皮　炙草

蔓荊子　生薑　大棗

十一日，昨服補中益氣，身熱雖增，小便清利，舌苔前半微乾，後半潮潤，色黃，是營氣自和，衛氣未和，手臂頗覺痠癢，此是伏邪欲出不得之象。仿小柴胡湯，從少陽以樞轉其邪，仍從太陽外達，由汗而出，其熱自清，而手臂背肩亦可借此活動矣。

柴胡　黃芩　黨參　白芍

花粉　甘草　生薑　大棗

十二日，三十初六兩日，燥糞下盡，進八珍湯，雙補氣血。右手掌指稍能伸縮，細思初病頭疼背板，病從太陽而入，太陽本屬寒水之經，行身之背，聞問日久，始悉前因病重熱甚，用燒酒溼紙貼胸，意在拔出火邪，詎知火未引出，而邪氣已竄入太陽經絡，是夜右手脈息忽伏兩三刻方起，因此軟弱也。當於初八、初九兩日，加附子共一分五厘，服後熱甚，似乎經絡中之邪為附子沖動。十一日又進小柴胡湯，以樞轉其邪，從太陽外達，汗出一身，其熱解去。八珍加附子、小柴胡湯相為犄角，奪門革鼎，各有專功，膽怯焉能建補天浴日之功。仍宗前法，減輕柴胡，和解表裏為法。

十三日，診得脈息平靜，虛熱退清，身常帶汗，胃氣日健，小便清利，是臟腑之病均無矣，惟右手不能懸起，其病全在經絡，專以扶正化溼治之。

黄芪　黨參　釵斛　花粉

丹皮　白芍　甘草

十四日大病愈後未能在床靠卧右手肘腕尚不能懸緣陽明濕熱薰蒸於肺而痿元氣已復即當治痿獨取陽明背肩臂手自愈此治本之道仿千金清源法

嫩黄芪　沙參　天冬　麥冬

於术　花粉　苡米　粉草

十五日脉静神安仿古賢獨取陽明法以治右手

嫩黄芪　黨參　麥冬　天冬

茯神　懷藥　釵斛　粉草

桑枝　苡米　生於术

十六日、昨以專治陽明法、據病者云渾身覺得安泰之至、右手筋絡較前數日更知痠痛、照服原方可也

十七日、右手臂指、已能活動、惟背肩軟弱、靠坐尚難、此熱邪竄入經絡之患、古賢治痿弱要旨、在取陽明、以陽明主宗筋、束骨通利機關、仿滋養陽明、以和經絡法

黄芪　銀花　甘菊　麥冬

木通　刺蒺藜　甘草　鮮桑枝

鮮桑葉　生苡米　清阿膠無真者勿用

十八日、昨以滋養陽明、和通經絡、右手肩膀今日稍能豎起、仍

宗前法去阿膠，因阿膠不真也。

十九日，自初六日大便後已十有三日矣，脈來弦緊，燥糞塞於肛門，今日又用導法，下栗糞二三十團，尚有栗糞杜於丁谷道，緣正氣未充，不能送出，仿保元湯、當歸補血湯。

炙黄芪　黨參　炙甘草　當歸

二十日，栗糞杜於肛門，先上猪膽，繼用白銀耳挖挖出大小二十餘粒，白銀耳挖已變黑色，可見熱毒極重，現餘垢尚未清楚，仍服前方。

二十一日，昨下栗糞時頭汗如珠，皆因病久正氣未充，一派虚弱之象，幸而眠食安寧，今診兩關脈見濇，病糞雖有，亦屬無幾矣、仿八珍湯去川芎、茯苓，加黄芪固表，蘇子降氣潤腸，桑寄生引入手經絡。

黄芪　蘇子　黨參　地黄

當歸　白术　桑寄生

二十二日，栗董下晝大便溏，已見。昨夜至今早飲茶三次，口中不乾，心煩作悶，欲覺惡心，小便雖有而混濁不利，是上焦君火未能與腎水相交，經所謂胃不和則卧不安，小便亦因之混濁也。擬以梔子入心而下交於腎，豆豉入腎而上交於心，繼以二陳加減，定其心煩。

生梔子　淡豆豉

今早服梔子豉湯、小便混濁轉清、惟病後表裡俱虛、内之津液不足、心煩胃口作泛而不嘔、睡覺不沉、仿二陳加減

洋參　陳皮　熟半夏　大麥冬

知母　茯苓　小麥

二十三日、停藥、

二十四日、二十二日晚進二陳加減後、半夜始能熟睡、心煩已定、惟不思飲食、小便清白而少、膀胱之氣未化、薰之胃氣不和、頻食在所不免、仿異功散加木香、神曲、麥芽、是開胃正方克伐之品、非病後所宜用也、

洋參　陳皮　茯苓　於术

木香　炙草　神麯　麥芽

二十五日，昨進異功散胃氣稍和，今早能食稠米湯兩碗，據病者云前兩日其悶在胸上，現在覺得悶在胸下，仍宗前法加枳實消補兼行。

二十六日，原方。

二十七日，二十五六日兩進異功散，而胃氣漸甦，小便混濁並覺濇痰，是胃中之陰與胃之津液爲結熱所耗，如過於滲利，則津液反致耗竭，方中阿膠即從利水中育陰，是滋養無形以行有形，小便自清矣。

猪苓　茯苓　澤瀉　滑石

阿膠

二十八日。停藥。

三十日。進猪苓湯，小便早間清利，午後短而渾，似覺澀痛，今早又清，亦不澀痛。且小腸是心之府，主熱，其水自小腸滲入膀胱，胞中生熱，應於心，其小腸必熱，經謂胞移熱於膀胱，因熱而耗其水，久病必氣虛，則小便短而渾澀而痛也。但已五十日，經云熱甚灼筋，必傳於骨，骨熱則痿，又云骨熱則指脊不能舉。余現任其事，不能不慮及將來，展轉思維，非補其氣壯其水，其患曷能除耶。

上黨參　茯苓　白芍　阿膠

萸肉　乾地黄、　牡丹皮　炙草

澤瀉

六月初一日、昨服補氣壯水藥、小便清利不爽、稠粥照前時食、昨晚翻身自試、脊難以轉側、遂覺心中煩急、余見其初次燥糞下後、即謂內經有云、熱甚灼筋、以傳於骨、又云骨熱則背脊不舉、初病在臟腑、初病在筋骨、言滋養陽明以通利關節、與六味地黄湯間日易服、

大生地　五竹　菊花　歸鬚

釵斛　蒺藜　銀花藤　桑枝

初二日、原方加陳皮、白蜜、

初三日，專取陽明，以治背脊肩臂，

大生地　天冬　玉竹　釵斛

萆薢　麥冬　歸鬚　菊花

金銀藤　桑枝　白蜜

初四日，大便如條，下來不少，臟腑無病，可以弗藥，飲食以五味調和氣血，自然充復，背脊肩臂，亦可因之自如矣。是日始能吃乾飯，床上靠坐，初六日，移坐椅上，初十日，能自立起舉步，尚須人扶，十二日，步履自如，起坐亦便，

是病由三月二十四日出診起至六月初四日止，計六十九日，余於四月十九日接治，至是四十四日也，四十四日之中，病

變各殊方亦屢易是時始占勿藥可謂巨疾矣斯曰固由觀察任人不疑余始得竭盡心力然余與觀察居久見其事親孝得人厚其庭訓家法皆可楷模當世後嗣蕃昌理所固有揖趙世兄天姿早瑩歷金門上玉堂指顧間事耳疾雖重焉定以困之余所以任之而不辭者也至謂用方選藥皆能中病此觀察之謬賞非余所敢承也因彙集脉案藥方乞方君長孺書之並為跋數語歸之揖趙以為他日之左券焉登階又記

五月二十三日、體格生來本不怯弱、本月十二日、正在一百六十日變蒸之時、誤作病治、亂投消散之藥、延至二十一二兩日、抽掣大作、角弓反張、兩手足搐搦、兩足及右手冷而帶熱、目上竄、舌苔根黃、面焦唇裂、參證極危險、經云、熱極則生風、風生則火動、仿錢氏瀉青丸法、如抽搐稍定方是吉兆

龍膽草九釐　梔子九釐　羌活九釐　防風九釐

熟軍九釐　川芎九釐　薄荷葉四片　當歸九釐

竹葉三片

蓋此為丸方、依制折為湯劑、不宜重也、水煮服、藥味共重六分三釐、

二十四日、原方、

龍膽草一分三厘　梔子一分三厘　羌活一分　防風一分

川芎九厘　當歸一分　熟軍八厘　竹葉五片

薄荷葉四片

水煎服、藥味共重七分三厘、外加一捻金一小粒、

二十五日、二十三日、服瀉青丸、舌苔焦面退去、其黃色如昨、二十二三兩日、皆於卯時起驚、至午後抽搐稍稀、二十四日申正、角弓反張、目光昏暗、四肢乍冷乍熱、至亥刻始定、利下白垢穢糞、如魚腸、今日巳刻前往診視、舌苔轉成白滑、熱去寒生、已可概見、經所謂亢害承制也、小兒筋骨嬌嫩、臟腑脆薄、

邪已易入，況內進消散之品，外加推拿針灸之法，渾身筋骨皆傷，故動則啼哭不休，致成危證，現在亟宜培補元氣，仿加味理中地黃湯，若能搘定，方可着手，惟船小載重，施救不易，生死有命，究非人所能執其權也。

黨參四分　於术炒四分　黃芪炙八分　製熟地四分

棗仁炒四分　萸肉四分　破故紙炒四分　當歸五分

枸杞三分　炮薑三分　肉桂二分　炙草二分

生薑一片

二十六日，夏至一陰始生，至二十六日寅初服藥，

二十七日，服原方，減去炮薑及肉桂一分。

二十八日、兩目瞤動、唇口蠕動、捭舌吮乳不便、虛煩、右足一鉤、立過即平復如初、身熱而不熾、兩足動時微冷、不動則和、所幸舌潤不渴、能睡不露睛、虛象明著、然肝木旺必尅脾土、當健脾平肝為要、以五味異功散加減小柴胡湯輪流易服、

黨參五分　於术五分　雲茯苓四分　陳皮三分

炙草二分　鉤藤

又方

柴胡三分　陳皮二分　熟半夏二分　白芍一錢

梔子三分　炙草一分　燈草五十寸　牡蠣

二十九日、原方、

六月初一日，昨進異功散，合加減小柴胡湯，健脾平肝，身外之熱已退八九，而内裏之熱未減，據此情形，雖大有轉關，然奏效尚不敢輕必，人小病深，定多反復，余初知其不甚易治，因觀察託之語切，僅許以可關係匪輕，用藥宜慎，仿六君子湯加味，

黨參三分　於术四分炒　半夏三分製　陳皮三分

茯苓五分　炙草一分　白芍一錢　柴胡二分

梔子三分

初二日，兩目瞤動，唇口蠕動，項强不能轉側，手足小動，雖能吃乳安睡，究竟脾氣不健，吃乳後即行大便，仿異功散

黨參五分　於术炒五分　陳皮三分　茯苓五分

炙草二分　鈎藤一錢　燈草三十寸

初三日，原方去鈎藤，加六味地黃丸以滋腎。

初四日，原方加炮薑一分、木香一分。

初五日，小動及舌掉時，有心煩而啼，吐乳，似乎腹中疼痛之象。

仿異功散及蟬衣散。

黃芪八分　黨參五分　陳皮二分　茯苓一錢

於术炒五分　丁香一粒　安桂二分　灶心土四錢

又方

蟬衣三十個　鈎藤一錢　沉香二分　燈草五十寸

初六日，熱漸清，項強反側則喘，手足戰振，腹中作痛，痛時汗多，心煩不寐，痛止則安。夫汗乃心液，多則傷陽，仍用異功散加芪附以斂其陽，炮薑以健其脾。

黄芪七分　炮薑二分　附子二分　黨參五分

於术五分炒　陳皮二分　茯苓八分　炙草一分

生薑片一　大棗一枚

初七日，早服異功散加炮薑、附子、黄芪，戌刻忽然煩躁，反復不安，交子時更甚，腹痛大作，吐瀉兼至，面赤汗淋而冷，舌苔黑潤而滑，利下吐乳，是陽飛越於外，陰寒在下之象，危在頃刻，仿仲景白通加豬膽汁湯，即進一劑，吐出冷痰一口，利下盡

屬痰沫腹痛煩躁稍定五更復得猪膽汁照方再進一劑天明腹痛已止遂能安睡矣

熟附子一錢五分　乾薑一錢五分　甘草一錢　葱白二莖

童便一小盃

第二次

熟附子一錢五分　乾薑一錢五分　炙草一錢　葱白二莖

童便一盃　猪膽汁半小盃起

初八日昨進白通加猪膽汁湯早間安靜午後時煩手足振戰時候不太每煩必下冷痰涎沫下後即定面上戴陽已退始見形瘦舌上黑色退淨汗止身和進以加味理中地黃湯初

服微作嘔、因徐徐冷服至戌刻能睡頗安靜、

大熟地一錢　黨參一錢　當歸一錢　萸肉一錢

於术炒一錢　枸杞一錢　炙黃芪二錢　炙草三分

棗仁炒一錢　肉桂五分　炮薑五分　熟附子一錢

故紙炒一錢　生薑一片　大棗一枚

初九日、仍服加味理中湯原方、

初十日、前日連進白通四逆及加味理中地黃湯、亡陽證立止、

昨晚亥刻、忽煩躁不寐、兩目瞤動、舌條伸縮不定、腹痛反復

蜷屈、時嘔逆、時飽膈、時嘆氣、乳食不多、小便不利、此胸中痞

塞、關格不通、心火上亢、不能下濟、下焦陰寒凝結、不得陽熱

之仫仿半夏瀉心湯法如小便自利則痞格開矣

黨參一錢　熟半夏二錢　乾薑一錢　黃芩八分

黃連三分　炙草五分　大棗二枚　生薑一片

十一日昨服半夏瀉心湯小便已利嘔逆亦止關格已開惟舌苔微黄夾紅尚偶作煩喉間有痰早間八點鐘後忽手振戰面色轉白轉睫之間即定面色亦赤手指經紋已現青色此心火仍未下降痰為火升法宜降心火理脾陽化痰順氣為主六君子加味

黨參一錢　於朮一錢炒　茯苓　乾薑二分

黃連二分　陳皮三分　半夏二錢製　南星一分

生薑一片 大棗一枚

十二日，診得身不熱，能食乳安睡，大小便如常，舌尖紅退，經紋青色亦淡，並無飽嗝作嘔等證，惟頸折項強，夜間時或目系上急，此針傷太陽經絡，法宜舒筋和血，爲治歸芍四君子湯，加天麻、鉤藤、苡仁，

黨參一錢 於术一錢炒 茯苓一錢五分 歸鬚六分
白芍一錢 天麻五分 炙草三分 鉤藤一錢
苡米五錢

十三日，乳雖能吃，而兩手時振，啼而不寐，先進半夏秫米湯，繼以加味理中地黄湯，夜間眠睡如常，手亦不振矣。

黃芪一錢　黨參一錢　於术炒一錢　枸杞一錢
故紙炒一錢　棗仁炒一錢　熟地二錢　萸肉一錢
五味八分　炮薑一錢　肉桂五分　當歸
炙草五分　熟附一分　生薑片　大棗二枚
胡桃肉一個
十四日，服加味理中地黃湯，平安
十五日，服加味理中地黃湯，日夜安靜，
十六日，正六次變蒸，生膽身熱，目不閉，耳邊冷，微熱，不可服藥，
以亂其臟氣，
十七日，變蒸，身微熱，停藥，

十八日、弗服藥、

十九日、熱已退、清耳邊稍有未和、是變蒸尚未退淨、以加味理中地黄湯去薑桂、小其劑、令俟至次早與服、乃亥刻、忽又頭摇而啼、摇定後復笑、舉家驚駭、遂以藥頻頻進之、

二十日、診後以加味理中地黄湯、仍加入薑桂、增其劑、

二十一日、連服加味理中地黄湯三劑、吃乳、大小便如常、能睡、並無手振頭摇口動等恙、十六日正值第六次變蒸之期、生膽身熱、目不開、耳冷、因遵古訓停藥三日、至十九日變蒸已畢、忽於亥刻、頭摇而啼、摇定時有笑容、睡不能安、二十日仍進加味理中地黄湯、日間摇頭十數次、時有笑容、夜晚啼而

不寐，脊項前三日稍能活動，而強急究未能和。按心藏神，在
志為喜，心氣內虛，痰氣遂上乘而為病，喜笑舌動，實此之由。
錢仲陽曰：肝有風則身反張強直而頭搖，總之虛則生風，風
生則火動，火動則聚液而成痰。右方加味理中地黃湯壯水
以柔肝而息風，培土以補脾而化痰，此一定之法也。惟現在
眉上紅色總未見退，久病現此，究屬非宜。余初診此病，立辭
不治，以觀察 諄諄見屬，勉力應承。今變證屢屢，進退維谷，
惟竭盡心力，以聽天命。自揣審證不差，方藥無誤，即為不負
觀察委任。至於成敗，非所逆覩。擬加味理中地黃湯去枸杞
五味肉桂，加阿膠、草河車為法。

大熟地三錢　萸肉一錢　黨參一錢　炒於朮三錢
黃芪二錢炙　故紙二錢炒　酸棗仁二錢　當歸二錢
草河車一錢　炙草四分　生薑一片　大棗二枚
炮薑八分

二十二日，照服原方。

二十三日，早間夏媽奔告，以夜間不甚吃乳，哭不安，謂喉間紅腫。余急往診，見其肩上紅色已退，頸項俯仰自如，頭搖笑容亦止。細視喉内清楚，無紅腫之事，令人抱起，則不哭而吃乳矣。始知諸病皆愈，甚啼哭乃欲人抱也。撫視小兒全在心細，審視不清，乃竟以咽喉紅腫來報，使魯莽者不加細察，投以清利之劑，則為害不淺矣。據述前有兩三位小兒俱得驚風而死，今得此驚，慢而能愈者，亦十中難一耳。

熟地一錢　當歸一錢　黄芪炙一錢　萸肉一錢
黨參一錢五分　於朮一錢五分　故紙炒一錢　炙草三分
棗仁炒一錢　阿膠一錢　生薑一片　大棗一枚

二十四日

熟地一錢　當歸八分　於朮炒一錢　萸肉六分
故紙炒一錢　阿膠一錢　茯神一錢　炙黄芪一錢
棗仁六分　炙草三分　麥冬五分　釵斛五分
黨參一錢　生薑一片　大棗一枚

二十五日

黨參一錢　於术一錢炒　半夏二錢　陳皮五分

棗仁一錢　炮薑二分　黄芪一錢　炒故紙一錢

炙草三分

乙酉暮春上巳浣、子嚴方伯以手諭見示謂令媳大少奶奶患病、雇舟來邗就診、病因氣鬱血結、六七年來每食已有噎逆之勢、日積月累、遂成膈證、上中下三焦阻塞不通、飲食漸薄、二便不行、法在不治、然以素蒙篤信、兼之諄囑、遠遣而來、勢難推諉、始用藥以通其氣、繼動其血、知係宿疾、非下不克、然久病氣虛、非補不可、選用大黃人參化積丸、攻補兼施、數日間得下黑燥糞頗多、積漸去、胃漸開、飲食日增、調以保元補陰八味等丹丸、諒易康復、細思此證、病情已極、百難愈一、得以如法奏效者、亦全賴大少奶奶之鴻福、鄙人豈能挽回天命、不過因證用藥、尚無錯誤、足以仰副方伯諄囑之意云爾

乙酉二月十九日　至八寶診

方大少奶奶、心膽虛怯如人將捕之狀時而驚悸心中跳動不寧、再寤不成寐、胸中之氣上衝、則咽中如有肉塊堵塞大便閉結、五六日一行、食物則噎已有六七年矣、兩來只能食稀粥、海物、倘食乾飯則中脘格拒如針刺疼、按心跳、是怔忡來源、食下阻隔、是噎膈已成、此證本屬不治、如能看破俗事、不生氣不煩惱、或者可愈、仿仲景法、

川朴　半夏　茯苓　生薑

蘇葉

二十一日、

延胡　乳香　蘇葉　半夏
生薑

三月初三日，寶應來住船上，因悲哀過度，咽喉堵塞，胸中格拒食物，稀少，勉強納下，則胸中痛如針刺，大便不通，面色青黑，此病最難著手。

川朴　蘇葉　半夏　茯苓
生薑

初四日

川楝子　延胡　烏藥　川朴
半夏　茯苓　丹參　蘇葉

陳皮　砂仁

初五日氣鬱積勞有年陽氣漸衰濁凝瘀滯格拒在乎中焦飢不能食或食喉開不能下咽故水液可行乾物梗塞此證皆因七情五志過極陽氣内結陰血日枯中脘阻隔如針刺疼不食不便噎膈已成有何法想徧查古今方書噎膈之證四十歲以裏者可治四十歲以外者不可治也太倉公云治之得法未有不愈者探其源中脘必有積聚頑痰瘀血逆氣阻隔胃氣所致先用消瘀去痰降氣以潤之繼進猛藥以攻其積或可望通然此證多反復必須身心安逸方可卻病

川楝肉　延胡　桃仁　紅花

薄橘紅　川鬱金　栝蔞皮　半夏

初六日、

原方

初七日、

杏仁　半夏　桃仁　蘇子

鬱金　枳實　歸尾　蔞皮

川連　薑汁

膏滋藥、

熟地　生地　山藥　枸杞

當歸　萸肉　炙草　白蔹

初八日、
三方一日分早中晚服、
初九日、
三方分早中晚服、
初十日膈者阻隔不通、不能納穀、病在胸膈之間、足陽明胃經、燥養結聚、所以飲食拒而不入、便結而不出、都因憂恚氣結、日積月累、遂成噎膈之病、必須釜底抽薪、最爲緊要、揚湯止沸、愈急愈增、歲月深遠、無有不爲似是而非之藥所誤、此膈病之所以不能愈者、天下皆然、鄙意既有積瘀、非下不通、他人以爲久病正虛、張眼吐舌、殊不知下法各有不同、此證積

瘀已久、非攻補並施、不能勝任、此法雖猛、百無一生之證急

用之、尚有餘望、否則逡巡觀望、何濟於事、

大黃　人參　芒硝　桃仁

歸尾　䗪蟲　白蜜為丸

早晚兩服、日夜下黑糞如羊矢、黑血膠結半桶、上焦稍寬、

十一日、服法照前、日夜三四回、下糞如羊矢、黑血更多、乾粥能

進二碗一頓、開飯香極、無氣味矣、

十二日、服丸如前、日夜下糞如黃豆、黑血半桶、而黑血不多矣、

早起吃粥加一碗、多能睡而安、

十三日、停服前丸、息二三日、看其動靜、服膏滋藥三次、時刻想

吃矣、
十四日、吃飯一鍾、想添不敢添、頭面四肢腫盛、此下後虛極而
腫、
十五日、前用攻補兼行直透關鑰、引宿積之瘀、一涌而出、所謂
陳莝去而腸胃潔、癥瘕盡而營衛昌、胸中豁然、能吃飯一碗
矣、脇下腹中作脹、大便三日未行、先進和中暢衛法
蘇梗　香附　連翹　木香
蒼术　川芎　神麯　桔梗
川貝　砂仁　生薑
十六日、上焦寬展、下焦脹墜、結糞已在腸間、直至肛門、津液為

燥屎耗乾真氣虚弱、不能傳送而出、用保元養液丹八分、前
丸二分、幸而食飯又增、至上燈時、連出四次、屎如羊矢、如小
豆約有半桶、而無瘀血矣。
十七日、結屎已行、腹中脹墜不覺、飲食又增矣、鄙意總要宿積
去盡、方算拔去病根、恐其日後再聚也、用保元養液丹八分、
前丸二分、煎方並用。
大生地　括蔞　枸杞　山藥
當歸　炙草
十八日、安睡太平、又下黑屎如小豆者極多、予思此屎皆耗亡
胃陰之物、今積聚已去、而元氣耗損已甚、用保元丹、調養心

腴，以舒結氣而固真源，用補陰丹填精益血，以滋枯燥而補
胃陰，防其再為乾枯閉小也。加胃陰日充，在上之賁門寬展
則食物入，在下之幽門闌門滋潤，則二便不閉而膈證愈矣。
渾身皮膚虛腫。
十九日，大便已轉白色而乾，飲食下嚥並無格礙矣，服保元丹
二回，煎方一帖，虛腫仍舊。
二十日，大便如貓糞，灰白色，是腸胃受傷已竭，非數日間所能
復元也，保元丹補陰丹。
二十一日，午後大便糞色稍轉黃色，服保元丹而次八味丸一
次，虛腫仍然。

二十二日、連日飯食加添、且能吃肉、各種丹丸照服、浮腫亦漸見消、

二十三日、大便糞色漸黃、且不結燥、亦不間日而出矣、飲食加增、頭昏作痛者、因天煖悶躁在船上、其氣不得舒暢所致、無礙也、

二十四日、中焦膈塞已除、食飯下嚥不噎、惟咽喉間似乎有氣上堵、或有忽無、此是家常素昔心有不平之氣所致、宜開懷養息、自無此氣也、仲景云、吐之不出、嚥之不下之氣也、七氣湯主之、

方大人喆嗣仲侯同予講究醫術之友也其令正患乳射舟廣陵就正於予知其所患是乾奶乳栗乳節之類也肩輿至舟見其右乳堅硬如石重墜乳頭縮入七處潰出黃水瘡口翻出頭昏眼赤唇明舌灰焦厚苔已昏暈按乳有十二穰今已竄七穰如再遲延全行竄破勢必翻花成為乳岩扁鵲復生亦難挽回予遂進疏肝解鬱重劑乳頭伸出瘡口肉平頭目清爽又夾進膏丸堅硬消軟而遍身透出鮮紅膿窠瘡幸矣哉予獨不解一乳核何以轉到如此之險而旬餘竟能收功實為始念所不及此皆仰賴大人洪福故能得心應手因思有謂予治病慣大者不知世俗不曉醫之賢愚病之輕重此

予之所以活而不活也。予稱回回是大手筆。然士為知己者用。
重以相知之誠，僅取藥資約數藥。昔管仲無鮑叔，其名不彰。
知己知後可耳。夫看病全在識證，不求對證用藥，但拘執偏
僻鮮有不成大患者。予年逾古稀，閱歷雖多，究於岐黃之術
尚兢兢焉，而不敢自信。總之生死定數。大病能愈亦是定數。
予非能生死人也。此自當生者，予能使之起耳。吳淮安曰：人
不死於病而死於醫，誠為痛快語。予深慕之，聊記數語，並附
脈案藥方於後，留為仲侯閱看云爾。丙戌二月上澣瀨江沈
青芝識。吳子聖教服陽和湯二十餘劑，以致如此。
正月二十二日。

凡不乳婦人害乳，名曰乾奶子，初起結核如棋子，漸大如雞[illegible]栗，有名曰乳癖、乳栗、乳節、乳患之名，有十餘種，但外科重在消散。然乳生此證，皆因肝火太旺，氣血凝滯而成，先宜疏肝解鬱消核，不至破爛，方為正治法門。今右乳週圍漫腫，乳頭下而及近胸近夾肢處已破爛五六塊，淌水，瘡口努肉翻出，其漫腫堅硬如石，乳頭縮入不見，大非所宜。況乳頭屬足厥陰肝，乳房屬足陽明胃經，言婦人之乳，男子之腎，皆性命之根也。奈何遠道而來，不得不代為擬方，以疏肝解鬱為法。

銀花一兩　公英一兩　熟附片一錢　天花粉

木通　通草　柴胡　茯苓

梔子仁　白芥子　鮮橘葉三十片，如無橘葉，用青皮。

元壽丹

鼈蓋一個，燒存性，研末，蜜丸。

三賢膏

鮮忍冬藤五斤　蒲公英五斤　夏枯草五斤

煮取汁，白蜜收膏。

早起服三賢膏三錢，午後服煎方，次臨睡時服元壽丹三錢。

二十三日　二十日納薄物睡倒不能起坐，破處淌黃水，乳不知痛，舌中作痛，而乾燥難忍，瘡口五處翻出，若不知痛，乳岩必成。

神仙無法。

服藥照前。

二十四日，右乳中忽作大痛，重墜難忍，一刻不得寧，下午近胸處破頭，淌粘黄水，夜間痛止安眠，按乳有十二穰，今已寬七穰，如十二穰，概行寬到，堅硬如石不軟，即是乳岩也。

服藥照前。

二十五日，右眼紅腫羞明，渾身四肢發出鮮紅膿窠，稠密痒極難忍，乳中不痛，自覺重墜稍鬆去一二分，飲食加增矣，遂將原方減半。

銀花五錢　公英五錢　附子五分　花粉

木通　通草　柴胡　茯苓

山梔　白芥子　鮮金橘葉

元壽丹、三賢膏、照服、

二十六日、舌上灰黄厚苔退、清、乳亦不痛、精神漸能振作、飲食

又能加添、

服藥照前、

二十七日、乳頭伸出、瘡口努肉平復、能起床行走、自覺乳之重

墜又鬆、上面未竄之五穰、可以不至再竄而破爛矣

二十八日、至三十日、眼赤漸退、飲食眠睡如常、乳之上面漫腫

堅硬處、似乎有些鬆動、乳之左右及下面、仍堅硬如石、毫無

消動、破處時流黄水、惟乳按之不痛耳

服膏丸照前、

二月初一日、飲食眠睡皆如平昔、惟乳之破爛、只流黄水、而毫無痛苦、添方易服、

鮮銀花藤　生嫩黄芪　潞黨參　真於术

茜草　白芥子　全當歸

膏丸照服、

初二日至初五日、乳上堅硬漸消、瘡口潰爛處粘水漸乾、只有一處滴水、

初六日至初十日、瘡口全行收功、功乳之左右上下、堅硬如石、已消軟一半、無庸貼膏藥、回憶如此險證、不過兩旬、竟能轉

危為安真屬萬幸十一日回府煎藥即行停止其丸藥膏子藥吃至乳中核消再停至遍身膿窠熱毒盡自愈不必醫治也

春夏秋冬、發瘧不同、處暑前後、白露前後、霜降前後、冬至前後有大分別、不可一概而論、內經云、一日一發、邪淺、間日一發邪深、三日一發、則邪更深矣、一日一發者、當五日愈、以五日為一候、五日不愈、當十五日愈、三五十五日為三候也、三候不愈、當一月解、此瘧之一日一發之大畧也、內經論瘧甚詳、日日發、有半年一載而愈者、三日發者、有一年二三年而愈者、皆有經又可考也、

據述九月初七日戌刻發熱、子丑有汗熱解、至十二日、正寒熱交爭之時、適值月經又到、將欲作汗、誤聽人言、用火煆醋、醋氣外逼、汗即不出、以致內裡作燒、外面皮膚不覺火燒、瘧後

昏迷時許方甦、遂作溼溫治大進苦寒涼血之品、漸漸胸腹疼痛、呼號不能停聲、二十二日、人傳單方、用射香等敷貼胸口、是日竟得大汗、連用三日、皆有透汗、其病由輕而致重、由外而入內、故變證百出、不死、福也、丁亥四月二十一日午刻小寶廷專足到揚方三少爺揖翁信云兆萱小姐吐病復發身熱昏睡數日矣余於午後三點鐘動身二十二日夜九點鐘已到寶廷公館矣

二十三日因平昔亂吃肥甘生冷零碎之物以致脾傷氣滯津液損掌心熱偶爾受涼多食則嘔吐身熱之病復作昏昏沉沉數日不解合宅驚慌躊思此證已到發多次是宿食積於腸胃內液日乾經云小兒疳積是也

川朴　神麯　陳皮　茅术

括蔞仁　紫蘇子　甘草　車前子

二十四日小兒臟腑脆薄瞎吃傷脾津液耗乏面青白而無華

色、唇白、舌中白膩而厚、掌心亢熱、大便閉塞、胃日強、脾日弱、

經所謂胃强脾弱、即是疳積狀貌、經云胃虛則吐、細視面色

唇舌、其色淡、此由積滯在内、復爲食傷、虛證也、只能扶正勝

邪、宜補以潤之、或者大腸不燥、胃氣和、其積可消、若用消磨

攻下之法、重傷正氣、是爲虛虛矣、擬早服五仁丸、午後服參

苓白朮散、

人參　白朮　茯苓　桔梗

山藥　扁豆　砂仁　甘草

蓮子

杏仁　桃仁　栢子仁　郁李仁

松子仁　陳皮

研末煉蜜做四丸約四錢一丸分作四日服、

夜半出黑粒屎如串珠兩條約二三十粒、

二十五日丸藥煎方照前日服又出黑粟如串珠三四條、

二十六日丸藥煎方照服又下黑粟不少、但屎黑如龍眼核焦乾而無潮潤之氣此正氣不足故大便積聚塞住肛門而難出也、

二十七日小兒有病皆由受涼吹風飲食不節致傷脾氣滯積膠固日久正氣愈傷細問病之情形兩年來已發十餘次病發則嘔吐發熱昏睡手心燒大便結、日積月壘內中津液為

陳積耗乾胃日強脾日弱羣而髮未焦枯如髮不潤澤則宿

積眞矣余用五仁丸以潤大腸參苓白术散以補脾土三日

間連出黑粟屎甚多然歷年致病之陳積猶未下也必須正

氣充足脾氣健旺庶乎可望積消矣擬補中益氣湯以升降

清濁是三道之法也

黄芪　人參　白术　柴胡

升麻　陳皮　當歸　炙草

生薑　大棗

二十八日昨日又出黑粟屎如串珠者兩三段掌心熱雖未退

盡以手重按之似乎不大乾亢矣仍服原方

二十九日、從早起至午、連出三次黑屎、其中如豆粒、如鈕扣色黑如鐵彈、夾在屎中、頃刻間又出新糞、實屬不少、四歲小兒、腸胃多大、數日間出陳屎新屎、如此之多、可怕人也、積去病差、非傷食而何、俗云病從口入、以後切不可再使小兒飲食不節、小心謹慎一百二十天、真氣復元、其積自無矣、若不留心、仍蹈前轍、雖和緩亦難挽回、慎之慎之、

光緒十三年閏四月初五日瀨江沈青芝謹訂

丁亥八月初二日、萬秋圃分轉、招余為令媳大少奶奶看病問
及病形、原於七月二十日、生一女孩上床即血暈數刻方省、
朝朝請醫診治、愈治愈劇、將近十日、於二十九日、忽然昏倒
不省、諸明公束手無策、坐任其敗而已。延至初二日下午、
已有三日、身後之衣穿好鼻無呼吸挺直僵卧惟腹大而高、
上半身溫和、下半截氷冷、脉息未絶診之並無七惡形狀大
凡產後肚腹當小而軟、不應大而高憶經云產後血已盡傾、
心無血養血舍空虛、止存微氣所剩殘血非正血、不可歸經、
而離經之血、既不能歸經、又不下行、必至上攻心胸因有此
變、思維至再、遂用黑龍丹去瘀生新、繼以華佗再生丹大豆

酒徐徐灌下，夜半惡露大行，至初三日手能動，眼能開，似乎有轉機矣。然此證病情已極，百難愈一，得以如法奏效者，祇求對證用藥，尚無錯誤，此亦大少奶奶之鴻福，鄙人豈能挽回天哉？所謂藥用當而通神也。轉危而安，藉以仰副公轉諄囑之意，不負委託而已。

八月初二日清晨，萬竹軒兄來寓云：姪媳大少奶奶於七月二十日生一女孩，至二十九日忽然昏厥，目閉，牙關緊急，鼻無聲息，惟心胸氣動，腹大，從大腿至脚若冰，上身及兩手尚溫。余詢其病狀，與黑龍丹一粒，囑其速回灌下，看其動靜。至午後又來招余往診，僂指厥已三日，殮衣皆着，殭卧不動，待死而已、細問灌下黑龍丹之後、有瘀血大行、韋天轉新涼、兩手脈無七惡狀、或者可救、速用華佗再生丹　大豆　紫酒徧序灌下、至夜半、惡露大行、兩手微動、腹大漸平、但聲息未出耳、

初三日往診、詢知大腿漸温、脚未温、呼吸微而細、病已轉機可望活矣、問及藥剩半華盃、加藥、催其時刻灌之、至近晚、眼能微開、夜半兩手活動、脚亦稍稍能伸縮、余算已四日、死而復生者亦奇事也

初四日、大早往診、手足活動、能出舌矣、看苔尚未能言、近年始能語、聲微無力、遂易方、用獨活一味、大豆酒和童便服之、近晚來字云、病人口渴要吃茶、又云渾身發燒、摸其皮膚、似乎

有熱頭上身上有汗病人云雖汗不嫌煖為竊思酒係發煖之物故未敢與服等語余曰惜哉未厥之前服藥何其膽大如天今既甦醒何以膽小如豆殊不知獨活去風黑豆酒消血結且有童便滋陰降火如若早服可以立見陰陽經脈流通經云藥到病除一汗而愈此之謂也余恐産後致病遇天時陰雨難免渾身有困痛之病病及時怕用良可惜也

獨活　黑豆酒　童便

初五日脈象稍歛而不浮散舌苔白膩舌中至根灰黑口渴舌潮不乾身汗不離兩脚和煖潮潤聲音微細精神疲困面上時有虛火上炎夜睡不沉的是産後氣血雙虧本證諺云藥

醫不死病、其信然歟、

黄芪　當歸　童便

初六日、舌上灰黑之苔退盡、臉上虛火上炎一少、動則有汗、自覺痰吐味腥、神氣稍好、幸而體實本足、偶爲藥傷、竟能轉危爲安、余曰天也、命也、有福者不死也、

人參　黄芪　當歸　附子

炮薑　童便

初七日、夜半大小便俱解、身汗亦少、臉上亦不上火、舌苔薄白、面上現有病容、能熟睡、惟有痰腥而已

人參　黄芪　炮薑　當歸

童便

初八日、小解時、仍有遺露下行、卧亦安甯、若能早記古人不藥為中醫之誡、何致如此之驚人也、

人參　黃芪　當歸

初九日、吃粥三四次、轉側皆能自如、惟多口渴、

初十日、胃氣漸開、能坐在床上吃青菜湯飯、痰雖多而易吐也、

杏仁十粒　川貝三粒

煎濃汁、調鍋粉三錢服、

十一日、睡卧神安、飲食有味、計算移出堂屋睡卧、共十一天、今日竟能扶走進房、余曰、兇難已滿、從此可祝多福多壽矣、

丁亥八月中旬、方果卿明府如夫人、由如臯雇舟來揚診視、詢及病情、是五月間、咽喉腫痛而起、月餘、自覺在乳下盡里、其脈貫鬲上絡於肺、其氣上塞喉管、嗌中乾燥、或痒或痛、時要吐痰一口、喉中稍爽、漸添肉瞤筋惕、惕睡中驚悸、則心中築築然搖動、而不得安靜、似乎渾身百病皆作矣、細看咽喉左右傍兩條起腫、結久成核、其氣上壅、則咽塞、氣下則咽通、似乎是梅核氣、人亦疑是梅核氣、但咽門內上下紅絲纏繞、中起顆粒、壘若蝦蟆皮、中關將近下關、如浮萍畧高而厚、或有如芋草、常刺喉中、又如硬物、嗌於咽下、直至下關肺管、看之不見、咽中乾燥、或痛、或痒、其氣時通時塞、徧查古書、梅核氣、吐之不出嚥之不下、咽門内無顆粒紅絲形狀、且病者咽中、自覺有氣如珠直貫心下作痛、亦與梅核氣殊、内經云少陰少陽、君相二火、其脈皆絡於喉、手少陰心脈挾咽、足少陰腎脈循喉嚨、一陰一陽結、則痰氣凝滯於喉間、皆因思慮過度、中氣不足、肺氣不能中護、虛火易於上炎、致有此患、難治之證也、仿金燥不能生水為法、煎藥、膏滋藥、丸藥、吹藥並用、以觀動靜、

元參五　麥冬五　白蘇子一　白薇一

甘草　鼠粘子　紫菀、　白芥子

百部三

水煎日服三回

前方連服二十多日，自覺嚥嚥咽喉不大乾燥，癢痛亦稍止矣，咽門内顆粒未消動，仿育陰以治虚火，若能胥火不上衝，方是吉兆。

大熟地五　麥冬四　苡米五　桑白皮五

生地　萸肉四　川貝母一　甘草一

水煎日服二回

此方連服半月，咽門顆粒及兩旁結腫，内結小核，又非喉瘤形狀，幸而左右二條，日漸消軟，其核小而堅，尚未大爲消動耳。

煎方、膏滋藥、丸藥、吹藥並用，加銀花藤，熬膏日服。

丸方

薄荷君　三神丹臣一名玉丹火硝煅時比玉丹内火硝加一倍牛黄佐

璉珠佐　川貝佐　燈草灰使　百草霜使

甘草使　氷片使

研細末蜜丸如桐子、日服三回、每次服六丸、

膏滋藥方

即前第二方加銀花藤

吹咽消堅化積散

蛇皮　白玉丹　牛黄　珠子

燈草灰　百草霜　甘草　氷片

共研極細之末、日吹三四次、

吹咽至聖散 化腐生肌敗毒

蒲黄 牛黄 人中白 兒茶

白芷 薄荷 月石 氷片

研極細末、日吹三次、

十月中旬、咽喉痰氣時開時塞咽門內、紅絲紅顆甚密徧查外證咽喉門、證名甚多、今指數證大約相同、有喉瘤、過橋瘤、喉癬及魚鱗肺花二瘡、又有喉囷、生在中關下些、如浮萍畧高而厚紫色、又有喉節、生在近喉近喉管處看之不見有似梅核氣吐不出嚥不下、梅核氣咽喉無紅絲顆粒、不痛不痒痰

無腥味、喉節初起、與梅核氣無異、久則漸吐清痰爛腐臭味
矣、皆由憂鬱思慮血熱氣滯而生、婦人多患之、虛火上炎所
致也、余思經云、有火便是毒、遂用鮮銀花藤熬膏、煎方丸藥
吹藥並用、咽喉內顆粒如浮萍、均已消盡、惟咽喉傍左右兩
條腫硬亦消軟、痰無腥氣、痛痒漸止、左边結核消如菉豆大
剩有兩粒、已至舌根下、右边之核、亦漸消動如黃豆大一粒、
按之此種病證、都因腎水耗損、腎火上衝、金燥不能生水之
所致、服半月後再議、
十一月十九日、咽喉乾燥、痒痛皆定、痰吐無腥味之氣、已有半
月、內瞤筋惕、睡中驚掣、亦稀、惟嚥唾嗌中之氣、自覺如珠節

一節滚下，至心作痛時，而氣逆，即噯飽四五聲，吐痰一口，氣順則已，若噯飽不通，氣便作悶矣。查氣門，呃逆（氣上衝連呃作聲也），噦（有物無聲曰吐，有聲無物曰噦），噎（咽喉蔽塞），噫（飽食氣滿而有聲），噯（噯氣又曰噯氣也），此五種病皆由肝鬱氣逆中來，肝鬱氣逆，胃當其衝，因而胃為氣逆，見此外證內病，辨之甚難，總而言之，是傷於七情而成，經所謂五氣之鬱，皆足為以上種種病因，非若客邪之比，除之未易，故功雖僅虧一簣，策則驟之十全。蓋鬱則務求（暢）條達，病屬七情，藥物之效止居其半，必須戒惱怒，節飲食，慎起居，毋致另生枝節，然後博考方書，細籌良法，病或抽繰引絮而去。特進芻言，正所以勉力圖功也。候咽喉之結核消盡，再議。

丁亥五月中旬，方仲仁所欲不遂，神識迷惑，鬱久則五志之陽上薰，痰聚心包，蒙閉清竅，漸致神志恍惚，有似癲瘋。其病不在一臟也。七情致損，非醫藥之所能愈，已若能遂其所欲，或者有可愈之機，未可知也。仿溫膽湯法。

半夏　枳實　竹茹　橘皮

茯苓　炙草　生薑　大棗

八月十六日，病因抑鬱不遂，侘傺無聊而成，精神恍惚，言語錯亂，夜不能寐，或笑或怒，或耳聞人語，目中時見鬼神，脈見乍大乍小，大有狂意，而狂甚則不避親疏矣。仿猪心血丸。

猪心血　硃砂　茯神　牛黄

真珠　琥珀　石菖蒲　遠志

共研末猪心血搗和為丸每服二十丸

二十八日經云陽盛則妄言罵詈皆因氣鬱生涎涎與氣搏則

千奇萬怪無所不至矣惟大便或四五日一行痰吐清白不

息如痰火一平則神清氣爽而寐亦能矣仿甘遂丸以通大

便抱膽丸以定狂為法

甘遂末以猪心血和勻將猪心批作兩片入甘遂在內再

合扎緊紙包溼又文火煨熟取藥和硃砂研細再和猪心

血為丸二錢分作四丸或分作六丸日二服

抱膽丸　治一切癲癇風狂如病大發只服一丸二丸多則

三丸即止此方即黑錫水銀硃砂乳香四味也　昔忠懿王之子、得心痰、合此藥、偶有一風犬、齧之即斃、因破犬腹視之、則其藥抱大膽、故因名之、其病大發之時、只能服一丸、風定即止、焉能多服也、

九月初十日、日服甘遂丸二粒、而大便潤、痰吐亦少、早起服抱膽丸一粒、共服三丸、而狂定夜間安靜、且能睡卧矣、

十五日、目中不見鬼神、且中不聞人語、痰吐亦少、早起必飲燒酒数而、且酒乃助熱生痰之物、而日必飲之、況酒醉亦能發瘋動氣、有此病者、酒不能戒、雖神仙無能爲、彷鎮心丹、

鎮心丹　治癲癇驚悸、一切痰火之疾、

天南星　天竺黄　犀角尖　牛黄

真珠　琥珀　雄黄　朱砂

研末蜜丸每日午前服二十丸

鬱礬丸　治此癲痰由七情得之痰涎包絡心竅此藥能去

鬱痰

川鬱金　生明礬　薄荷

研末蜜丸每服二十九丸臨時開水下

十月下旬静坐太平約有四十日所服兩種丸藥已完停服丸

藥緣痰火已不上升而時有憤憤不平之意此心病也且時

笑時笑者傷魄故易怒怒後必歌唱不休陰鬱而陽動也憤

憒

憒者其病在心、在心者不可治、徒勞無益也、

十一月下旬、此病本起於思欲不遂、久則生熱、痰隨上僭、得治稍效、一不遂則復發、再不遂則再發、上工治未病、余深愧對其人也、姑仿九精丸一法、並錄古賢法語二則於後

九精丸 一名九物牛黄丸 治注鬼魅欲死、所見驚怖、欲走時無休止、邪氣不能自絕者、 越人云、治風痰諸癇、狂言妄走、精神恍惚、思慮迷亂、乍歌乍笑、靜坐如癡、

牛黄 土精，一云火精 龍骨 水精 空青 天精 雄黄 地精

荊實 人精 魯青 蒼龍精 玄參 玄武精

赤石脂 朱雀精 玉屑 白虎精

右九味各九精上通九天下通九地研末丸如桐子服一丸惜因價貴不肯配服

朱丹溪曰五志之火鬱而成痰為癲狂以人事制之如怒傷肝者以憂作悲勝之以恐解之喜傷心者以恐勝之以怒解之思傷脾者以怒勝之以喜解之憂傷肺者以喜勝之以怒解之恐傷腎者以思勝之以憂解之驚傷膽者以憂勝之以恐解之悲傷心包者以恐勝之以怒解之此法惟賢者能之

一婦人飢不欲食常好怒罵欲殺左右惡言不輟衆醫不效戴人視之曰此難以藥乃使二娼各塗丹粉作伶人狀其婦大笑次日又作角觝又大笑其傍常以兩箇能食之婦誇其食

美病婦亦索食而為一嘗之不數日怒減食增不藥而差後生一子夫醫貴有才無才則何以應變無窮

余思經云重陽者狂重陰者癲而所言皆家務事十多年來鬱結於心觸動其怒則痰火上升當閑清寂則不認親疏矣況圭云兄弟以不分家為義不若分之以全其義婦人以不再嫁為節不若嫁之以全其節也會心人自知毋庸多贅

戊子五月二十九日，眼喎斜，舌强不語，口中流涎，神氣昏迷，大便不通已有七日，先用猪蜜導法，此中風大證，用藥甚難，仿轉舌膏法。

連翹　山梔　薄荷　黄芩
石菖蒲　大黄　芒硝　遠志

水煎，徐徐而服。

烏龜尿點舌上。

猪膽汁白蜜熬冷，做一寸長，塞入糓道。

六月初一日，大便下燥糞不少，漸而導通，能愈之兆也。

服原方。

初二日、閲方雜亂、下焦瞻追、上焦已受累不淺矣

服原方、

從柔潤息風化痰、

天麻　釵斛　天冬　枳實

生地　竹瀝　豆汁　地栗汁

梨汁　柿霜

熬膏、日服二三次、

初四日、神氣或明或暗、

仍服原方、

初五日、診左手脈軟而細、右手脈洪而弦、二便通暢、中脘時悶

時覺神氣乍明乍暗、口喎舌歪、口流涎、鼻孔乾燥。經云：中府者多著四肢，中藏者多滯九竅。前用轉舌膏、膽星導大便通，繼以柔潤息風化痰法，鼻孔潮潤有涕，胸中神氣漸清。年高之人，涸榮耗衛之藥似乎不可用也。膏方內加沙參、葛根煎方，無庸更改。若要日日換方，治病無此法也。

初七日，始能開口出聲，合家歡喜，人聞之亦伏心。仍服原方，勿怕。

初八日，能說出我要喫三字，已見轉機。仍服原方膏滋方，加重添清音法。

天麻　天冬　當歸　黃菊花

釵斛　元參　麥冬　梨汁

黑豆皮　蔗汁　竹瀝　薑汁

柿霜

熬膏　另研遠志菖蒲各三錢秤二分和膏化服

十五日神識自清起動飲食睡卧二便皆可能言四五句矣細看舌根厚边紫滿舌光紅而無苔舌伸出斜在右边故轉掉字眼難清此乃心包絡間久積之熱瀰漫以致舌本不靈此等病證而能有轉機者恐非醫藥之力也余謂和翁素性純孝至誠感格孝心能回天心信不誣矣以以後起動必須人在左右扶之切勿太意仍仿柔潤調和法不離去風清熱化

痰皆效古聖賢之法也、

天麻　沙參　羚羊角　當歸

桑葉　菖蒲　生地　連翹

黑豆皮

水煮兩回服、夜間服膏滋、

二十日、神氣清爽、能説十多句、四音兼備、大有轉機、惟舌紅無

苔、伸出舌尖尚未全正、服原方加山梔、

二十五日、診兩手脈漸和、惟左手稍大而弦、精神日漸健旺、但

舌紅猶未起苔、心經之鬱熱未化也、仿加味轉舌膏、

連翹　山梔　黄芩　薄荷

元明粉　大黄　竹葉　防風
桔梗　石菖蒲　犀角　川芎
甘草　柿霜
研末為丸如桐子大秤一錢半煎汁去渣服
二十七日據云扶杖可以自行数十步舌尖仍斜而未生苔仍
服丸藥
二十八日大便通暢精氣神日見健旺再能舌尖端正紅淡生
苔方佳
停服丸藥單服膏滋
七月初二日清晨往診左寸獨大餘皆平和精神步履較前十

日，似乎稍健，舌上紅光比前亦淡，考各大家方書三十六種，論舌苔者言，舌本乃心之竅，心屬火，熱積於心包絡之間，故火鑠，加以天氣酷暑，邪火相搏，舌紅無苔，實此之由，現喜紅淡，即有生苔之象，再進滋養之劑，冀奏全功。

熟地　萸肉　山藥　丹皮

澤瀉　茯苓

水煎兩次服

釵斛　天麻　麥冬　菊花

沙參　天冬　枳實　白蒺藜

煮三次，取汁，

竹瀝　薑汁　梨汁　蔗汁

柿霜

將前汁同煎收膏用柿霜、日服二錢、

余雖業岐黃有年兢兢不敢自信誠恐用藥不能對證則貽誤匪淺近已年逾古稀猶不敢輕出問世因廖君孺慕之心不減古人、不得不代一診、且華信任不疑、病竟能獲效此皆得天之佑、以假手於余、余何力之有焉嗣後冷煖飢飽起動均要留心靜養百日、精神筋力復原如舊、方可放心、

如大便一日不出恭、即服丸藥一錢不必候至第三日不出恭而再服丸藥第二日即可服、既出恭停止勿服、

總案

廖魁兄和軒、粤東人、余之十餘年友也、哭安於戊子五月二十九日來寓、云老太太七旬有四、五月二十三日、忽覺項間不舒、夜半遂中風不語、延至二十九日、易醫數人、服藥無效、問及病情、中脘脅悶、神氣不清、口眼喎斜、口中流涎、大便不通、余思易曰、風自火出、諺云、熱極生風、乃知類中風無有不由心腹中風熱兩作也、仿用吐法、導法及下法、轉舌膏等法、至六月初七日、始能出聲、神氣漸清、仍用柔潤息風化痰之法加減、熬膏日日服之、至二十三日、漸能言語、至十多句、四音亦分、而其舌伸出尚斜、未正平、舌紅無苔、是心絡中熱熾、無形之火以灼有形之痰，故舌紅而無苔也。觀河間內火召風之論，用苦泄辛降、吐之下之，余仿其法，易以柔潤甘寒，折其上騰之威，使諸竅清空，濁痰不能蒙蔽，此宗經旨風淫於內治以甘寒法也。但年高之人得此大證，尤屬難治。余因和翁孺慕之誠形於顔色，知侍母至孝，孝且可格天，余敢畏其難而不任其責耶？故盡心推求病源，竭力省察病理，所用之藥似皆平淡無奇，而竟能對證，暗中定有神佑，殆亦孝感所致也。余第不負孝子之誠，敢謂藥之竊能應手哉？今將脈案方藥錄記，並書數語，以誌顛末。

丁亥正月初十日，吳吉甫觀察夫人產後有病。余追溯十年前連生女孩後，歇十年未開懷。去年十二月初六日復產一女，因望子情切，心中憂悶。十日內毫無病痛，至十六日下床收拾被墊，忽然疲倦，身發寒熱。以上皆亞舟翁、劉一翁所治。延至正月初十日，始來招余。余思新產婦人有三病：血虛多汗，喜中風，故令病痙；亡血復汗，故鬱冒；亡津液胃燥，故大便難。何等沉重。所以寒熱發後，加之氣鬱，痰涎漸入包絡，產後瘋癲之基已兆。終日神氣恍惚，刻刻怕死，合眼則諸事纏擾，時生驚恐，不能安靜，大便澀，反欲二便時亦不自知覺，飲食無味，不寐，唇燥，氣逆中脘，是一派心虛痰積火生所致。病延已

久恐難除也仿麥門冬湯以降中脘逆氣

十一日服麥門冬湯夜間睡頗安惟心虛膽怯時生疑慮駱龍吉云疑久生魔余思産後一見寒熱遂即落瘦脫形狼狽如此恐其痰入包絡妄言妄語將成瘋癲症矣仿救逆湯合麥門冬湯

十二日作明乍寐昧精神恍惚午後則思慮擾心顛倒迷亂驚怕異常合目則神魂飛揚夢寐中欲大哭而哭不出病狀亦難自鳴諸親友及名醫滿坐均疑有醋心不問病理殊不知産後風狂癲癇驚悸古書各立有門以及心疾似真似假似癲似癇所論甚詳余與吉翁相交數十年敢不盡心奈一齊人

傳，衆楚人咻，議論不一，縱思立方，而左右搖惑者多，亦不能專心服一人之藥，余窺真情，既不能深信，終屬徒勞無功，將有歸咎於余者，余何甘焉，此不得不推手者也，聞後來漸以假成真，雖有方藥，又何敢妄陳耶。

壬辰正月初三日，呂叔梅先生來寓，邀予為方仲仁夫人診病，細詢病情，云由左腿痛起，串至右腿，隨上串右手肩臂五指，肢節腫疼，筋縮如鉤，漸又串及左手肩臂五指，筋縮如右，渾身骨筋攣急，勢是抽搐，著床兩足並緊，人亦不能分動，皮外痒而内疼，日輕夜重。經書風熱勝則痛，溼熱勝則腫，竟成白虎歷節風，疼痛不可屈伸之證矣。經又言寒鬱其熱，究其病源，素來體胖痰多，大抵虛致邪聚，而尤氏云：此證若非肝腎先虛，則雖有溼氣，未必便入筋骨，況肥人多痰，痰亦溼氣所化。今風寒溼三氣合而為痹，直入於關節筋骨之中，則四肢牽掣，猶如刀割，病已如此，癱瘓難免矣。視其病之形狀，細揣病理邪既深入，必須驅之外出。予若以風濕門諸通套藥施之，何異人已入井，而益之以石乎。不得不用猛烈重劑直入巢穴，希圖有濟，未可知也。仿仲景桂枝白芍知母湯法治之。

麻黃二錢　桂枝四錢　附子二錢　甘草二錢

白术四錢　白芍三錢　防風四錢　知母四錢

生薑四錢

初四日，昨服原方，渾身疼痛稍鬆，右手指亦能稍動，惟舌上白苔如雪，咽痛，口中不作乾。

初五日，兩手肩背指稍能伸動，自覺渾身亦稍爲輕鬆。

初六日，原方連服三劑，日見鬆動，未添別證，痰吐亦多，夜間始能安神熟睡，惟兩手肩臂攣痛不能動，此風寒深入於骨髓之中，難於外達，不得不用仲景烏頭湯以驅筋骨中凝結之風寒，若除之不去，廢疾難免，如錢仲陽爲宋之一代名醫，自患痺證，止能移於手足，爲之偏廢，不能盡去，可見其爲難治也。

麻黄二錢　烏頭二錢　白芍四錢　黄耆五錢

知母四錢　黄柏三錢　炙草二錢

本方加桂枝三錢，白蜜四兩，水三碗，同烏頭煮取汁一碗，去烏頭，另將藥七味，水三碗，煮取汁一碗，納蜜汁中，更煎數沸，約兩碗，分三次服。

初七日、服原方、兩手指肢節、腫脹漸消、渾身骨節疼、大為鬆動、
飲食稍為知味、夜間安睡、惟肩臂彎痛些、兩足亦漸鬆動、
初八日、服原方太平、
初十日、原方連服五劑、兩手肩臂指自能上下、伸縮自如、兩足
能反側、惟左腿彎痛些、
十一日、前方連服六劑、兩手肩臂指節自能伸縮、上下自如、惟
兩腿膝彎痛、雖能反側、仍未能如右手大拇指中指、至夜半
其筋總有些須不便、至早起始能自如、似乎瘴痛、又為風至下
部矣、
十二日、經言、白虎歷節風證、諸肢節腫疼、如虎咬者、載在中風

門內唐後各大家議論中風大法有四其四曰風痹類中風狀故名之也然雖相類實不相同而致痹之由曰風曰寒曰濕互相雜合非可分屬痹者氣閉塞不流通也或痛痒或麻痹或手足緩弱與痿相類但痿因血虛火盛肺焦而成痹因風寒濕氣侵入而成又痹為中風之一但純乎中風則陽受之痹兼風寒濕三氣則陰受之所以為病便重其患不易除也經既言以寒氣勝者為痹痛痹又言凡傷於寒者皆為熱病觀古人之用藥自有一定之權衡如仲景用附子烏頭必用於表散藥中合桂枝麻黃等藥同用即發表不遠熱之義至攻裏必遵內經不遠於寒可知矣奈何人有未達此義者

今痹證兩肩臂手指均能伸縮上下自如惟右手大指中指之筋似乎夜間總有些須不〻舒下部雖能反側而左腿膝彎筋痛按右手大指中指均起病之根基也徧查痹證文必以舒筋為主仿羚羊角散以治筋似乎有合經意

羚羊片一錢五分 川芎一錢五分 白芍一錢 當歸二錢 黃芪二錢
附子五分 防風六分 獨活一錢 桃仁四分 牛膝一錢
黃柏一錢
生薑二錢 苡米五錢 煎湯代水

十三日原方加杜仲白术葳靈仙桂枝等味

十四日查手陽明之筋起於手大指次指之端結於腕上循臂

結於肘足陽明之筋起於中二指結於跗內經曰宗筋主束骨而利機關也云小便時有些〻澀痛是膀胱之氣不化其右手大指中二指筋攣〻節痛渾身上下痛處均鬆獨左腿彎筋痛不減況病久氣分已虛不能不先固正氣以通膀胱是先補而後攻之法也

潞黨參一錢五分　白朮三錢　木通二錢　杜仲三錢　白茯苓三錢

川斷續三錢　陳皮五分　獨活一錢五分　炙草五分　甜枸杞一錢

蠶沙五錢　煎湯代水

十五日服原方

十六日小便通暢惟右手三指及左腿彎之筋入陰分則腫痛

些、至陽分則鬆、經言、風溼末疾、痺在手足、四肢為諸陽之本、
本根之地、陽氣先已不用、況周身經絡之末乎、擬烏頭粥合
穀味、先從營衛所生之地注力、俾四末之陽、希圖以漸而充、
方為病者福兆、
烏頭（生用 研細末） 每用香熟晚米二合、入藥末一錢、同米煮稀
粥、不可太稠、下生薑汁一匙、白蜜三匙、攪匀溫啜之為
佳、如下部溼重、加苡米末三錢入粥、或將烏頭先用水
煮數十沸、去水、再用渣同米煮亦可、
十九日（原方）連服三日、上下均見鬆動、惟右手大指中 二指皆未見
大鬆、憶巢氏云、夫風者外司厥陰風木、與少陽相火同居、火

發則風生，風生必挾木勢，侮其脾土，故脾氣不行，聚液成痰，

流注四末，因成癱瘓。余見世人有此患者，並未見其能愈一

人也。仍用仲景烏頭湯，服至廿三日，已能起床行走，右手大

指、中二指，亦能伸屈自如，惟入陰分時，右手三指總有點不

便，早起伸縮活動矣。

二十四日，服青州白丸子二十粒。

生半夏　生南星　生白附子　生烏頭

共研細末，水浸，日日換水，廿七日取起，為丸如桐子大。

二月初四日，前月二十四日服青州白丸子，共十天，甚為平安。

近復檢閱各家議論，偏痺之證，以臂痛不舉，敘於半身不遂

之下、謂風從上入、臂先受之、世俗謂大指麻者、三年後定然、中風、抑知風善行而數變、有熱風寒風之別、風之中人、必從營衛而入、因人之藏府虛實寒熱而變證也、內經云、脉微而數、微者、指陽之微、數者、指風之熾也、所出諸脉字、字皆本陽虛而言、其人必血舍空虛、而氣分熱熾、風之繇來、匪朝伊夕也、經又言、不問其虛、安問其餘、偏枯病、陽盛陰不足者有之歷節證、陽氣虛痺而不通者、尤多、前劉李二公之論、有攻補之別、劉以人稟天賦、本無虧欠、因邪入攪亂其氣而後成病、邪退則正氣自安、故以攻邪為要、李以人之真氣營養百骸、周於性命、凡真氣失調、少有所虧、則五邪六淫乘間而入、正

復則邪自却、故以補正為要、二公深得上古聖賢立方之奧

妙、明理識證著書各成名手、善遵古人之規矩、對證用藥、當

補當攻調治得宜、自然有效、予用攻衡之法、雖然徼幸獲效

亦是

二少奶奶之洪福也、現痺痛已愈、行走如常、而右手大拇指中

二指之病恐不易盡除、以後能於調養真氣、銷去病根則大

妙矣、余年届八旬、自問見識短淺、恐不能勝任、或再徧訪高

明治之、余之幸也、

光緒十八年二月瀨江沈青芝記

# 也是山人醫案

# 也是山人醫案

《也是山人醫案》不分卷，孤抄本，一册。清也是山人著。也是山人，名佚，生平不詳，清醫家。《珍本醫書集成》收入此書，于一九三六年出版。據書前提要，知所用底本爲裘慶元藏書，經無錫周小農、杭州桂良溥校勘，又向杭州王心原借得副本校勘一過。此抄本未見裘氏藏書印，但卷端有編者所題『無錫周鎮小農别署伯峯（「峯」應作「華」，寫誤）訂正　浙杭桂良溥重校』字樣，文中有多處校勘及排印提示，知即是《珍本醫書集成》所用底本，亦即是經周小農、桂良溥校勘過的付印稿本。有目録，無序跋，正文首葉鈐『中華書局圖書館藏書』印。書高二十七點五厘米，寬十四厘米，白紙抄寫，無行格。

是書乃臨證醫案，載有中風、眩暈、咳嗽、肺痿、遺精、腫脹、積聚、關格等内科病證八十餘種，瘡瘍、調經、崩漏、胎前、産後、癥瘕等婦科病證九種，痘、驚、疳等兒科病證八種，可見作者對諸科皆較嫻熟。書中醫案按内科、外科、婦科、兒科的順序排列，并按病證分類，每種病證下有病例三五不等，共載醫案三百餘則。病例書寫格式按病人姓氏、年齡、病證病機、治則治法、藥物及劑量等爲序。病證描述與病機分析，或簡或繁，多融貫經典。立法選方博采衆長，用藥輕靈，成方多在十味之内，論治精當，于瘡瘍、五官之證，尤有獨到之處。如：『程，六歲，當臍腹痛，晨泄數次便血，不嗜食飲，冲年脾胃氣滯，兼生冷内停。當和中、疏滯、驅寒。焦白术二錢、南山楂一錢五分、炙草五分、煨益智五分、當歸一錢、炮薑六分、厚朴一錢、地榆炭一錢五分。』按小兒脾胃嬌嫩，最易受邪，此案中小兒當臍腹痛，不思飲食，乃脾胃受寒，氣滯濕阻。晨泄之證，可知陽氣不升。便血則因氣滯所染，氣滯血瘀則迫血妄行。故醫者用藥重在調理脾胃，兼行温陽止血，選用焦白术、南山楂運行脾胃、消積導滯，炙草、厚朴行氣緩急，煨益智温脾止瀉，當歸活血以引血歸經，炮薑、地榆炭温陽止血，如此則腹痛自除，便血自清，飲食如故。

《珍本醫書集成》提要評價是書所載醫案『内外各症俱備，且皆引經據典，而明辨博思，較葉氏《指南》爲勝』，可爲參考。

（于業禮）

# 目録

目錄



目一

热入血室　臟躁悲傷　痧疹　痙　驚　疳　吐瀉　癇痙

厥　虫

也是山人二三一本　無錫周鎮小農氏署仲岩訂正　供杭桂亭讀書樓

中風

藴　一五　肝腎久衰，內風襲絡，脈象緩大，肢体麻木，舌强言蹇，此屬痱中之象，陰氣不主上承，當重培其下，兼佐熄風。

大熟地四錢　淡蓯蓉二錢　沙蒺藜錢半　清阿膠錢半　杞子錢半　黄甘菊一錢

茯神錢半

鮑　四五　眩暈，外中口喎，眼斜，舌强言蹇，脈形浮散，此屬晚年肝腎氣衰，內風襲絡，陰液無以上供，擬滋陰熄風方。

製首烏四錢　白蒺藜錢半　淮牛膝錢半　歸身錢半　黄甘菊一錢　枸杞子二錢

明天麻錢半

肝風

蘇 三六 夏令陽升目昏頭暈復遭嗔怒肝氣大作所以黎明跌仆遂致神昏脈形短數舌苔黃厚姑議滋清

羚羊角一錢 炒焦半夏麴錢半 鬱金錢半 小生地三錢 橘紅一錢 石菖蒲根三分 連翹心錢半 川貝母二錢

蘇 三六 前議滋清方服五兩劑神識稍清肝陽鬱勃已解臟陰虛損未復今年仲穀加餐臟陽無恙高年明是肝腎氣餒陰虛而陽無所附陽神失守致有目中妄見之象非脫陽見鬼也大忌祈禱擾動陽神恐陽愈偏而不返再擬鎮陽法以冀回春

人參一錢 清阿膠錢半 生左牡蠣三錢 五味子廿粒 龍骨三錢 茯神一錢 生白芍錢半

二

眩暈

時 一六 痰火上實頭暈

桑葉一錢 炒焦半麴錢半 鉤藤三錢 羚羊角錢半 廣皮白一錢 杭菊一錢

明天麻二錢

馮 三六 肝風內動眩暈

製首烏四錢 黃甘菊一錢 白蒺藜錢半 穭豆皮三錢 杞子二錢 雲茯神二錢

霜桑葉一錢

倪 四六 煩勞則陽氣張大，脈來寸急尺緩，為嘔逆眩暈，是厥陽變化，內風鼓動而發，

上逼清竅，病不在乎中上。經云：上實下虛，為厥巔疾。信斯言也。

熟地四錢 杞子二錢 白蒺藜錢半 清阿膠二錢 菊花炭一錢 雲茯神二錢

穭豆皮二錢

二

頭風

趙四五　右偏頭痛風　目赤少陽鬱火未熄

霜桑葉半　丹皮半　白蒺藜炒三　穞豆皮三　黃甘菊半　雲茯神三

製首烏三　杞子三

衛二五　頭風痛嘔吐便秘肝陽化風上冒擾柔緩和陽

復脈去參薑桂加牡蠣

生左牡蠣三　細生地三　炙草半　清阿膠半　麥冬三　南棗二

大麻仁半

虚勞

吴五二　氣交衰，怯冷，氣急，妨食，且護陽扶過一陽萌動再商。

人參一錢　製淡川附子分　茯苓三錢　老薑汁[illegible]（臨服冲入）　廣皮白分　炒焦半麯

陸二三　經病陰損未復，氣逆咳嗽，胃納頗減，兼有吞酸，此屬下焦元海已竭，生氣不至，極借太陰面目，非苦辛洩肺所宜。

熟地炭四錢　遠志炒炭　炒杞子[illegible]　五味子七分　萸肉炭二錢　紫衣胡桃肉

女茯苓三錢

戴四三　二氣已備，熱熾氣急，跗腫便溏，當此夏令升泄，難望久延。

人參分　河車膠錢　胡桃肉　熟地炭三錢　五味子[illegible]　雲茯神錢

川斛四錢

王　胃氣方甦，肺陰未復，咳逆便秘，非泄肺所能治之。

北沙參錢 杭麥冬錢半 叭噠杏仁三錢 肥玉竹錢 川貝錢 南棗二錢
雲茯神錢 紫菀一錢 生甘草三分 上藥十帖熬膏

董 骨蒸潮熱便溏
大生地四錢 真小清膠錢 地骨皮二錢 炙鱉甲錢半 川連三分 玉竹錢
釵石斛三錢

王 二十 嗆逆咽痛便泄
霜桑葉一錢 叭噠杏仁三錢 蔻仁錢 象貝錢半 炙草四分 塊茯苓錢
嫩元參錢半 炒焦建麴一錢半

又 溏泄已止，痰咳俱減，治宜扶土生金
蒸於术錢 蔻仁錢 真川貝錢半 杭麥冬錢半 新會皮一錢 塊茯苓二錢
南沙參錢半 黨參錢

凌　咳嗽
四十　風溫上受，咳嗽惡心，鼻塞脉大。
象貝母二錢　泡白杏仁三錢　瓜蔞皮一錢五分　炒研牛蒡子二錢　橘紅一錢　黑山梔一錢五分
霜桑葉一錢　桔梗一錢

陸
八十　咳嗽痰多，初愈復發。
霜桑葉一錢　杏仁三錢　桔梗　象貝三錢　橘紅一錢　連翹二錢
馬兜鈴七分

吳
八歲　咳嗽嘔逆，中焦已瘧，肺氣以下行為順。
鮮枇杷葉三錢　鬱金一錢　冬瓜子三錢　杏仁三錢　栝蔞皮二錢　桔梗一錢
川貝母（去心研）二錢　橘紅一錢

徐
二十　咳嗽嗆血，腹中鳴響，咳甚，則知胃陰虛，所服驅風降痰，徒傷其陽耳。
白扁豆三錢　玉竹三錢　白粳米三錢　炒麥冬三錢　北沙參三錢　南棗二枚

川斛三钱 生甘草三分

冯 八〇 咳嗽哮喘宜疏温散

制麻黄七分 橘红一钱 茯苓三钱 川桂枝八分 炙草四分 生姜一片

归 杏仁三钱

沈 廿 寒热头痛咳嗽卧不着枕呕逆此属胃咳之状当先制肝

旋覆花绢包一钱 制半夏钱半 代赭石三钱 川贝去心研三钱 郁金一钱 茯苓三钱

括蒌皮钱半 泡白杏仁三钱

钟 廿四 脉虚细晨咳咳动即身热拘束自汗腹中微痛望色㿠白病几一月不痊昨

进辛寒不应谅非邪着于里是营卫二气交怯宗经旨虚则补母之义 黄

芪建中汤去饴姜加牡蛎五味茯神

嫩黄芪三钱 桂枝八分 南枣三钱 五味子一钱 炙草四分 茯神三钱

左牡蛎三钱 太白芍钱半

五

陳 大四 咳逆無痰已久，經阻，少腹有形瘕聚。

杜蘇子（炒研）一錢　草鬱金一錢　炒查炭錢半　括蔞皮錢半　炒桃仁（去尖）一錢　歸鬚錢半

黑山梔錢半　粉丹皮錢半　加降香末二分

戴 廿二 面白無神，咳嗽，肺胃陰衰。

真川貝（去心研）錢半　南沙參錢半　叭噠杏仁（研）三錢　梨汁製陳皮一錢　茯神三錢　川斛錢半

吐血

朱 三三 咳痰見血肺胃久虛

桑葉 一錢 杏仁 三錢 川斛 三錢 大沙參 三錢 象貝 錢半 茯苓 三錢

玉竹 三錢

蔣 二二 吐血已止脈象弦數胃納不減咳嗽氣衝少陰久虛之象防血復來

大淡菜 一兩 牛膝炭 錢半 白扁豆 三錢 川斛 三錢 參三七 末 糯稻根鬚 錢半

白茯苓 三錢

徐 二二 嗔怒肝陽上升胃絡血湧諸氣皆以下行為順擬降氣法

蘇子 炒研 一錢 鬱金 一錢 南查肉 三錢 桃仁 炒 一錢 丹皮 炒 錢半 黑山梔 一錢

降香 沖末 八分

魏 八四 心腎精血不充痰中帶血胃納頗佳幸天生氣甚好不致損怯之虞

熟地 四錢 遠志 一錢 山藥 三錢 萸肉 炙 五味子 一錢 茯苓 三錢

六

英寶亥 建蓮家
雷 脈左堅○ 肝腎陰傷失血○
生地炭二錢 川斛三錢 山藥二錢 清阿膠二錢 麥冬二錢 茯苓二錢
左牡蠣二錢 五味子十粒
陸翁 吐血已止○ 咳痰晡甚暮熱氣喘○ 肺胃陰虛所致○ 兼以和陽○
川斛三錢 白扁豆三錢 炙草八分 生地炭三錢 麥冬二錢 茯神二錢
清阿膠二錢
又 咳逆養陰和陽○ 痰咳已緩○ 暮熱盜汗○ 寐醒即止○ 再當鎮攝可安○
生左牡蠣三錢 五味子廿粒 炙草八分 清阿膠二錢 麥冬二錢 雲茯神二錢
熟地炭四錢 遠志八分
戴 少陰久虧○ 陽不潛藏○ 肝腎之血○ 亦隨氣升○ 沖胃犯肺○ 震動絡脈○ 溢于其上也 以明
致咳出○ 左關脈澀平○ 右關濡軟 暑旺病行 未盡○ 暑有咳逆○ 前以設熟地○ 又加牡

水。乃陰旺陽乃復辟之意。即經旨所謂陽在外陰之使也。擬方候裁。

熟地四錢　揀麥冬三錢　淮牛膝炭錢半　陳阿膠另烊冲二錢　川貝母去心研錢半　左牡蠣煅研二錢

雲茯神三錢　北沙參錢半　苡仁三錢

又

熟地四錢　白蒺藜錢半　雲茯神三錢　揀麥冬三錢　霞天麯炒二錢　製女貞錢半

北沙參三錢　川貝去心研三錢

七

失音

衛 十三　失音已久，胃納頗佳，非其氣之餒，當金匱金寔無聲議治。

麻黄三分　石膏三錢　杏仁三錢　生草三分　射干八分　苡仁三錢

錢 一〇　肺空象懸，其位最高，據述曾經吐血之後，聲音出不揚，飲食少進，納氣咳頻，多此屬少陰水虧，不能濟火，致君相上騰，燔爍嬌臟，不無受傷。顧本是滋陰補虛爲要，然歲氣當深秋之際，肅化猶爲最先，莫若用固金法，從金生水意。

阿膠一錢　北沙參三錢　生地三錢　生鷄子黄一枚　麥冬一錢　川斛三錢

茯神錢　生甘草三分

戴　痰嗆將淨，痰咳亦緩，肺胃絡脈乃肝陽潛伏，漸有寧靜之象。今診得左關弦形已退，右關脈已斂，指下獨右寸數弱，左尺虛細，右尺微小，六脈雖未調和，審体質未始不屬平脈，古人所謂未見病脈，即平脈也。仍擬養胃佐以健脾

二

熟地四錢　北沙參三錢　淮山藥炒錢　陳阿膠錢　抹麥冬三錢　建蓮去心錢

又　雲茯神錢　川貝錢　蒲黃炒黑八分

填納下焦○肝腎肺胃絡脈漸寧○痰咯難未淨盡而臟陰離絡之瘀已盡○然而

頤養寧神○洛脈完固○不致貽患○仍擬肝腎宣例○少佐清化○

熟地四錢　抹麥冬三錢　建蓮錢　陳阿膠錢　川貝三錢　淮山藥炒錢

一

又　左牡蠣錢　沙蒺藜錢　雲茯神錢

自瘀盡以來○絡脈鞏固○肝腎根蒂未甚○痰咯亦少○形神頗安○脈右寸軟○尺小

弱○餘部中和○但此小雪節屆○值少陰用事之時○只宜靜養○以待一陽來復○其

調劑仍宗前議○聊以益氣佐之○

二

熟地四錢　西黨參錢　酸棗仁炒焦錢　陳阿膠錢　抹麥冬三錢　雲茯神錢

川貝三錢　建蓮錢　炙草四分

又　照前議參脾為生痰之源治○

八

戴

熟地四錢　炒焦冬朮錢半　棗仁（炒黑）二錢　陳阿膠二錢　新會皮一錢　揀麥冬錢半

雲茯神二錢　川貝（去心研）錢半　人參（另燉）一錢

熟地四錢　北沙參三錢　建蓮（去心）二錢　陳阿膠（蛤粉炒）二錢　川貝（去心研）二錢　淮牛膝炭錢半

揀麥冬（去心）錢半　雲茯神二錢　九孔石決明（煅研）三錢

肺痿

蘇 十四 咳嗽音啞，防肺痿。

川石斛三錢 炒扁豆錢半 茯神三錢 北沙參錢半 麥冬三錢 南棗三錢

玉竹三錢

魏 冬溫咳嗽，數吐涎沫，不能多飲，胃納甚少，此屬肺痿，且攖甘後，為邪少虛多。

審治法

黃芪三錢 白芍三錢 白百合三錢 當歸身 南棗三錢 麥冬三錢

生苡仁三錢 炙草八分

戴 絡凝不固，肝脈布脇，嗆逆溢凝瘀，左脈已靜，右脈未和，此即絡虛留滯之意。敗以

益陰和陽，佐以宣絡。

原 熟地四錢 西黨參三錢 建蓮去心三錢 真川貝三錢 陳阿膠蛤粉炒三錢 米仁三錢 [illegible]

花三錢 雲茯神三錢

九

又

人参（另煎冲）卞　陈阿胶（另烊冲）千　枣仁（炒焦研）二千　原熟地四千　大白芍千　茯神千

拣麦冬千

遺精

蔣　泄精泄無夢，多寐少，少陰不司藏聚。
熟地四錢　遠志八分　山藥二錢　桑螵蛸二錢　湖蓮三錢　茯苓三錢
柏子仁三錢　芡實三錢

徐　一○　多夢紛紜，遺泄頻多，經營之人，擾動心神，相火隨之，擬介屬以潛之，厚味以填之。
熟地四錢　龜腹版四錢　遠志八分　萸肉二錢　線膠三錢　五味子下

張　八十　淡菜三錢　湖蓮三錢　芡實三錢
面色痿黃，無夢遺泄，左脈虛數，此屬濕熱下注，固澀異致。
川萆薢三錢　湖蓮三錢　茯苓二錢　炒黃柏八分　山藥三錢　澤瀉一錢
遠志八分

十

## 小便不通

陳十三 脉细面白，小溲不通，此属中氣不足所致。經旨謂膀胱者州都之官，津液藏焉，氣化則能出矣。倘投泄肺以展氣化，是寔邪治法，决不致驗。

生黄芪三钱 炒焦半夏钱半 茯苓三钱 白术二钱 廣皮白七分 炙草五分

高麗參一钱

## 小便不禁

周八十 冲年遺溺，知識太早，腎臟不司藏聚，非関足太陽膀胱經，當從心腎議治。心腎與膀胱表裏相應之徵也。

熟地四钱 覆盆子二钱 萸寔一钱 桑螵蛸三个 龍骨（生打）三钱 建蓮三钱

遠志尓 五味子一钱 茯神三钱

汗

范 三三 脉细形寒自汗，此属衛陽式微。

人參 钱　黨淡附子 钱　炙草 钱　熟於术 二钱　煨薑 片　南棗 二钱

茯苓 三钱

龔 十三 衛疎汗泄。

生黃芪 三钱　煨薑 钱　南棗 三钱　熟白术 一钱　炙草 钱　茯神 二钱

防風 六分

歸 六三 夜寐自汗泄甚多，寤醒遍身如浴，此属盗汗，是陰液所化，腎衰不能內營使

然。議鎮陽以理虛。

生左牡蠣 三钱　龍骨 三钱　茯神 二钱　五味子 七分　麥冬 三钱　南棗 三钱

防黨參 钱

潘 二四 汗泄，脉大，勞傷營衛所致。

嫩黃芪三钱 白芍一钱半 煨薑一片 當歸一钱半 炙草五分 南棗三枚
桂枝木八分

錢 三診 喘急脘脈細戴眼已現脫象無方

倪 一診 襁褓寒熱旬餘肢腫腹脹便溏近加喘急戴眼是厥脫根萌此屬太陽已絕
辰戌日期女人心無方

蘇 一診 中暍痺瘲口噤不語法所不治勉擬黃土湯
掘地尺餘深取新汲水攪濁澄清頻飲

洪 四診 陰寒格陽脈獨疾而散心[illegible]陽熾面赤尤甚于兩顴煩渴乾嘔胸悶但欲寐
危期至速勉擬熱因熱用之方俾乃導火歸原庶有生機之望
上肉桂五分 泡淡川附子一钱 茯苓五 淡乾薑八分 熟半夏一钱半 炙草八分

十一

生白芍二錢

鄧 五八 昨脘痛閉勢甚窘迫欲解不通脉沉濡喙想前陰利水厥陰主之少陰主之便此屬肝胃氣逆已萌陰脱之象三日內必有手足厥陰目盲等症（疑）不治之症無方

鄭 一又 邪陷已久脘痛不納穀心胸熱熾而眼怕亮喜暗自覺紅光耀目脉按之細而無沉緩是邪陷錮蔽日深清邪疏邪之法均已無效症屬棘手勉擬熱因熱用之方補裏托邪俾乃導火歸原庶有百中一倖之望

人參一錢 製半夏二錢 炙草一錢 炮熟川附子一錢 去皮上桂一錢 淡乾薑一錢 茯苓三錢

又

人參一錢 製半夏錢半 去白廣皮二錢 炮熟川附子一錢 去皮上桂一錢 淡乾薑一錢 茯苓三錢

十二

沈 六廿

新產十朝，日進育陰潛陽，腰痛帶淋稍減，兩顴赤色更甚，乾嘔不除，竟夜少寐，右尺不起，脈形獨疾而數，而非數也。譬諸燈火焚膏，將盡往往有撲滅之虞，治此症甚難，勉擬導火歸原一法，質諸高明正。

人參五分孟沖 卆下　製淡川附子 卆下　炙草 卆下　原熟地 罕　炮薑 八分　茯苓 三錢

吉皮　上桂 三分

脾胃

陸 十六 病後食復令傷脾胃不飢不食潮熱口乾嗳氣脹滿胸脘痞塞是屬[illegible]胃腑氣机少運即內傷所謂穀入少而氣多者邪在胃及肺也

川石斛 四〤 炒焦半夏 一〤五 焦穀芽 〤 南花粉 一〤 新會皮 〤 塊茯苓 三〤

枳實皮 〤

家 五一 正衰偏熱便秘納穀安適良由肺胃陰液未復使然

川石斛 四〤 炒焦半夏麴 一〤五 枳實皮 〤 炒麦冬 一〤五 新會皮 〤 生穀芽 〤

塊茯苓 三〤 大麻仁 三〤

錢 三〇 身無寒熱脉緩便溏納穀而少胃氣[illegible]方甦脾弱不司運化病後頗有是症也

生白朮 一〤 新會皮 〤 建澤瀉 一〤五 益智仁（煨研）〤 焦麦芽 一〤 茯苓 三〤

厚樸 〤

十三

柯 四廿 邪去正衰，脉不肯復，胃氣不振，不思納穀，宜養肺胃之陰

川石斛 四錢 炒焦半夏 錢半 枳實皮 一錢 炒麦冬 錢半 新會皮 一錢 生穀芽 一錢

槐雲茯苓 三錢

姚 三四 冬溫月餘，服藥數劑，但攻邪，緩正，氣大衰，餘熱尚留於樞陰，傷未復，致有汗泄，口乾，飢不能食，皆致病時苦寒所傷，胃氣未甦之故，宜壽肺胃，除熱

川斛 三錢 炒焦半夏 錢半 枳實皮 一錢 淮小麦 三錢 新會皮 一錢 生穀芽 一錢

茯神 三錢

王 七十 右寸脉數已退，大便已解，氣分尚怯，擬養肺胃以理餘邪

製洋參 八分 炒焦半夏 錢半 萆薢 三錢 株麦冬 二錢 新會皮 一錢 連翹殼 一錢

塊茯苓 一錢 釵斛 三錢

木乘土

朱 陽明胃衰脉弦嘔逆吞酸少寐此屬木邪侮土擬制肝木以無犯胃土則安

淡吴萸七分 製半夏一錢五分 淡乾薑七分 川楝子一錢 木瓜七分 茯苓三錢

生白芍一錢五分 生益智八分

陈 一〇 肝木犯胃嘔逆吐酸

吴萸七分 製半夏一錢五分 延胡七分 淡乾薑七分 高良薑七分 桂枝木八分

茯苓三錢

烏 卅四 痛偏 朱復面無華澤左脉濇弱痞而少寐衝脉隸於肝腎肝腎衰則衝脉動

心下漾漾涎沫上溢于口此属腎氣少納中無砥柱与肝胃症似是而非擬

甘酸攝陰方亦塞因塞用之一法也

熟地炭四錢 炒黑杞子一錢五分 酸棗仁三錢 五味子三分 遠志炭八分 茯神三錢

淡蓯蓉三錢 紫石英一兩 煎湯代水

十四

蘇
一三　肝木乘犯陽明胃土，嘔酸食少，經分不至，脉象弦數，擬制肝和胃。
川楝子錢　製半夏錢半　茺蔚子錢半　炒延胡〥　鬱金〤　生香附二錢
南查炭錢

湯汁擬補太陰泄少陽方
焦白术錢　炒焦半夏錢半　鈎藤錢半　粉丹皮〥　廣皮白〥　茯苓二錢
霜桑葉〤

又
泡淡吳萸分　製半夏錢半　廣皮〥　川楝子錢　川鬱金八分　茯苓二錢
生白芍錢　製香附二錢
後戊己陽幸世理陽

又
西黨參錢　炙草八分　甜冬朮錢　廣皮〤　茯苓二錢　生白芍錢

腫脹

陳 一五 跗腫腹滿臍脹二便濇少此屬脾胃陽虛澹泊不堪而致姑進通腑少佐泄肝

生白朮三錢 製淡附子一錢 吴萸五分 草菓仁八分 淡乾薑一錢 茯苓三錢 厚朴一錢

曹 五の 昨進苦辛宣腑(腑)酸(酸)濇泄肝跗腫腹滿未減噫噯脹勢不消二便皆秘脈象沉伏此屬血分聚水之象兼擬泄厥陰通陽明法

川楝子三錢 製大黄一錢 歸尾一錢五 郁李仁一錢五(去皮炙研) 小茴香三分 紅花八分 桂枝八分 炒桃仁一錢

楊 劍少 腹水脹兩足俱浮小便不解溫通太陽可效

川桂木八分 焦白朮三錢 茯苓二錢 漢防己一錢五 木猪苓一錢五 澤瀉一錢 苡仁三錢 椒目八分

上海辭書出版社圖書館藏中醫稿抄本叢刊

積聚

陳 六十 肝氣肆橫腹痛向有瘕聚法當疎泄

青皮 钱半 歸鬚 钱半 茺蔚子 钱 炒延胡 钱 鬱金 钱半 黑山梔 钱半

南山查 三钱

褚 七十 久患積聚痛而不移兼有腸澼未亟緩攻

青皮 钱 茅朮炭 钱半 歸鬚 钱半 煨木香 五分 炒地榆 三钱 生香附 三钱

檳榔 钱半 厚樸 钱半

痞

許 六四 昨用苦辛開痞嘔逆已止脉象稍情但胸次按之而痛此屬熱邪阻遏中焦
清氣之腑無形質是与食滯兩岐
川連六分 製半夏錢五 枳實錢 淡黃芩錢 杏仁三錢 括蔞皮錢五
厚樸錢

戴 八卅 脉象短數脘悶舌白粘膩得大便胸次稍舒此屬熱結在上謂之上焦不行下
脘不通從肺与大腸亦是表裏相應見症擬梔豉湯以解其隔膜之邪
佩蘭葉三錢 鬱金錢 枳殼錢 炒香淡豉錢五 杏仁三錢 桔梗錢
黑山梔錢五 括蔞皮二錢

馬 六二 胃虛痞塞擬辛以助陽
薑汁炒川連六分 製半夏錢五 枳實錢 淡乾薑八分 黃芩錢 鮮竹茹
二錢 茯苓二錢

噎膈反胃

龔 一四 噎阻不舒，嘔吐涎涤，食物格拒，咽中總屬不爽，在上清陽日結，擬治肺以展氣化，勿與拼梅酸收閉塞可也。

鮮枇杷葉三錢　鬱金一錢　炒香豉一錢五分　杏仁二錢　橘皮一錢五分　黑山梔一錢五分　川貝母二錢

蔡 一五 陽明胃衰，納穀脘中痛，噯噦頻頻，氣不展舒，胸膈是清陽旋轉之處，失其下行之旨為順，必胃汁先枯，然後膈陽亦鈍，膈症萌矣，擬甘寒生津以存其陰液，無賊理胃脘之清陽，是亦膈症治法。

川石斛三錢　鮮生地一兩五錢　竹茹一錢　麥冬一錢　淡天冬一錢五分　柿霜一錢　甜杏仁三錢　梨汁半杯（服時冲入）

田 三二 早食暮吐，大便不爽，病在中下。

小川連八分　製半夏一錢五分　桃仁一錢　製大黃一錢　鬱金一錢　紅花七分

枳實七

關格

王二七　脘痛不食，二便艱少，並不渴飲，此屬陽氣結於上，陰液衰於下，為關格難治之症

人參七　泡淡川附子七　枳實七　淡乾薑七　製半夏七分　川連四分

茯苓三七　生白芍七分

噯氣

蔡 五三 胃衰胸膈不爽噯氣嘔惡此屬清陽不升濁氣不降舍理胃陽無別法

人參 一錢 製半夏 一錢五 淡乾薑 一錢 旋覆花 一錢 新會皮 一錢 茯苓 三錢

釘頭代赭 三錢

洪 八四 噯氣不舒脈緩便溏此屬胃陽虛濁陰上干

釘頭代赭 三錢 製半夏 一錢五 淡乾薑 一錢 旋覆花 一錢 新會皮 一錢 茯苓 三錢

製淡川附子 一錢

嘔吐

姚 八三 昨進涼解方，身熱稍減，口渴已止，是大邪將解之象。但嘔吐妨食，是餘邪仍伏于胃。擬溫胆湯去甘草，加川斛、茯苓。

竹茹二錢 製半夏一錢半 枳實一錢 川石斛三錢 廣皮白一錢 薑汁一匙，臨服沖食 茯苓三錢

蔣 の三 脇氣熱不解，請氣漸退，熱為瘀，脘悶，痰與氣阻為痞悶，不飢，食即吐，是胃不下降也。由熱邪深入於胃，擬溫胆湯，佐以苦味制其衝逆。

鮮竹茹 橘紅 鬱金 枳實 製半夏 杏仁 南花粉 川連

張 二三 春深氣[illegible]泄，陽氣方張，嘔惡吞酸，食入即吐，此屬肝木乘犯陽明，胃脘清陽少旋，擬苦辛泄降。

十八

吐蚘

吴　廿三　厥陰犯胃吐蚘○

川連一分　製半夏一錢半　炒焦烏梅肉一分　淡乾薑七分　黄芩七分　炒黑川椒三粒

生白芍一錢

楊　六旬　寒熱嘔吐○格拒食物○已經吐蚘○厥陰之邪未達耳○

川連一分　烏梅肉七分　炒黑川椒三粒　淡乾薑七分　黄芩七分　細辛二分

生白芍一錢　桂枝木一分

## 腸痺

趙三三　溫濕困鬱，二便不通，納穀䐜脹，此屬腸痺，宗丹溪腑病治臟法。

紫菀一錢　杏仁三錢　枳殼一錢　炒香淡豉錢半　黑山梔錢半
鬱金一錢

韓九○　溫濕阻其氣分，色瘦少納，二便欲解不通，此屬腸痺五數矣。夫腸痺原係腑病，而腑病當治其臟，每用開提肺竅，自能氣化，然濕溫少解，漸可減輕，倘投体性不但治病不合，且味甘藥餌妨礙中宮，恐延綿瘦患，不可度思矣。

紫菀一錢　鬱金一錢　枳殼一錢　炒香豉錢半　杏仁三錢　桔梗一錢
鮮枇杷葉三錢　栝蔞皮錢半

## 便秘

仲八十 攝述平昔每更衣努苦糞堅若彈丸加之病後胃津乾涸腑失傳導陰液愈耗陽氣愈升而大便愈秘宜清潤以柔藥和陽

鮮生地　麥冬　柏子仁　清阿膠　大麻仁　茯神
川斛

穆三三 脈濇下焦氣鈍血燥便難進通幽方

鹹蓯蓉　細生地　郁李仁　柏子仁　大麻仁　牛膝
當歸

毛六一 年高脈伏瘀熱在營血燥便難進通幽法

歸尾　柏子仁　郁李仁　桃仁　松子仁　大麻仁
紅花

肺痹

陈三四 温邪内鬱舌白脘悶欬渴脉大二便不甚通利此属肺痹致手太陰氣化失宣宜苦辛泄降

霜桑葉一钱 杏仁三钱 桔梗一钱 象貝三钱 薑皮钱半 枳殼一钱

南花粉钱半 鬱金一钱

盧八三 身熱脘悶不飢不食不大便脉數皆氣分窒塞苦辛自能泄降

鮮枇杷葉三钱 鬱金一钱 桔梗一钱 炒香淡豉钱半 杏仁三钱 黑山梔钱半

紫菀一钱 薑皮钱半

二十

胸痺

唐 廿五 噯噦頻頻，胸次蔽塞，當此大暑節候，太陰用事，此屬陰濁凝遏中陽。

薤白三錢　製半夏二錢　枳實一錢　淡乾薑一錢　鬱金一錢　栝蔞皮一錢五分　茯苓

二診 臨服沖入白酒半小杯。

繆 廿六 胸脘阻蔽，脉澀而痛，肢厥，得噯稍舒，此屬胸陽失其曠達使然。

薤白三錢　製半夏一錢五分　鬱金一錢　栝蔞皮一錢五分　桂枝八分　延胡（炒）一錢

茯苓三錢

哮

楊泗　久病痰哮，深秋後發，急宜溫通。

川桂枝錢　橘紅錢　杏仁錢　製麻黃七分　茯苓三錢　淡乾薑五分

炙草五分

陵一六　陽衰痰哮，氣喘背寒，擬溫通法。

粗桂枝錢　製麻黃五分　炙草五分　杏仁三錢　橘紅錢　茯苓三錢

淡乾薑錢　五味子七分

喘

程 卅八 咳嗽氣喘，小溲少稀，肺氣不降所致。

桑皮錢半 杏仁三錢 豬苓錢 甜葶藶錢 大腹皮錢半 澤瀉錢

厚樸錢 茯苓皮錢半 川通草錢

楊 八十七 望八高年，吸音甚促，身動即喘，兼有痰嗽，暮劇晨汗，小便短數，此屬腎液正

枯，元海生氣衰少，氣散失納所致。

熟地四錢 北五味錢 芡實三錢 萸肉炭三錢 炙草 山藥三錢

茯神三錢 紫衣胡桃肉半 補骨脂个

許 九三 腎不收納，陰虛喘嗆。

熟地四錢 萸肉三錢 湖蓮三錢 清阿膠三錢 山藥三錢 芡實三錢

茯神錢 淡菜膠三錢

陳 八五 春陽萌動，更挾內氣逆上升，脉左寸濡滑數，右脉細濇，緣喘症在肺為實，在腎為

虛。肺主出氣，腎主納氣，肺腎並衰，出納無權，痰飲繁六，氣餒少液擬

方候裁

熟地四錢　北沙參三錢　紫石英（煅研）三錢　元武版（制碎先煎）三錢　懷牛膝（鹽水炒）一錢

麥冬（去心）二錢　川貝（去心研）三錢　人參（另煎沖）　抱木茯神

呃逆

褚 二五 脉小舌白呃逆氣衝兩脉微濇大便滑溏此屬胃陽虛濁陰上干擬方候

高昭正

釘頭代赭　炒半夏　丁香皮　淡乾薑　淡吳萸　柿蒂

茯苓　炒川椒

蔡 六四 邪去正衰呃聲呆響咽胸中總屬不爽據服理中無益必得清陽舒展乃能曠遠耳

枇杷葉三錢　炒川貝二錢　桔梗一錢　炒香豉一錢五分　栝蔞皮一錢　川通草一錢

鬱金一錢　杏仁三錢　紫菀一錢

李 二五 閱服涼解方身熱已止口渴亦減是邪解之象但胃陽衰憊致脉微汗泄呃逆便溏大為重儀勉擬理中湯去甘术加丁香吳萸川椒茯苓

人參一錢　製川附子一錢　淡吳萸八分　淡乾薑一錢　丁香三厘　炒川椒五厘

茯苓二钱

黄疸

徐　四　湿热内聚，脘闷不饥，目黄溺赤，此属黄疸。

绵茵陈二钱　淡黄芩一钱　枳實一钱　白蔻仁八分　杏仁二钱（去皮尖）　花粉一钱五分

飛滑石三钱　川通草一钱

張　八　脉目皆黄，此属黄疸。

绵茵陈三钱　川黄柏一钱　猪苓一钱　海金砂三钱　赤小豆三钱　泽泻一钱五分

赤苓三钱

王　十四　湿热留着于胃，呕逆，脉目皆黄，溺赤，是阳黄之象。

紫胡八分　製半夏一钱五分　枳實一钱　金鈴子一钱　黄芩一钱　黑山栀一钱五分

延胡一钱

康　十一　湿热内郁，脉目皆黄，腹胀。

绵茵陈　大腹绒　赤苓　川黄柏　赤小豆　泽泻

漢防已

秋〻三溫熱内聚腹脹爪目皆黄此屬黄疸議用中下分消

綿茵陳蒿ヒ半 大腹皮ヒ半 豬苓ヒ半 漢防已ヒ半 赤小豆ヒ 澤瀉ヒ

海金砂文 赤苓文

又 前議分消二便如血爪目皆黄色略減腹脹雖鬆左少腹脬卵作痛而有粘寒之象此病傷未復陽黄顯著後世少陽厥陰主之

柴胡一下 製半夏ヒ半 川萆薢文 金鈴子文 黄芩ヒ 漢防已ヒ半

延胡ヒ 綿茵陳半 黑山梔ヒ半

風

薛 廿二 寒热頭痛脘悶風傷衛陽

蘇梗钱 杏仁三钱 枳殼钱 淡豆豉钱半 桔梗钱 連翹钱半

厚朴钱

寒

莊 廿八 寒邪襲於肺衛寒热頭痛脘悶辛以散之

蘇梗钱 杏仁三钱 枳殼钱 淡豆豉钱半 桔梗钱 連翹钱八

厚朴钱

徐 初九 頭痛身热嘔吐面赤寒邪内侵陽氣拂鬱之象擬陽旦法

桂枝八分 製半夏钱半 橘紅钱 淡黄芩钱 杏仁三钱 生薑六分

厚朴钱

衛江五 陽虛感邪，形寒身熱頭痛脘悶背痛無汗，擬辛溫疏達

川桂枝八分　製半夏錢半　生薑二片　白杏仁三錢　廣皮一錢　茯苓皮三錢

厚樸一錢

中寒

陈四五 脉伏，口噤神昏鼻鼾睡，此寒邪直中陰經，陽氣逆亂，症屬棘手，勉擬辛溫達邪

製烏藥三錢　橘紅一錢　枳殼一錢　川桂枝一錢　杏仁三錢　桔梗一錢

麻黃八分　炙草八分　炮薑八分

風溫

陳廿二 風溫外襲肺衛，寸口脈大，身熱惡寒，頭暈且痛，擬輕劑宣通。
牛蒡子（炒研）錢半 杏仁三錢 連翹錢半 象貝（去心研）三錢 桔梗錢 枳殼錢 霜桑葉錢

林四一 頭旋脈大，身熱惡寒，風溫外襲肺衛所致，擬輕揚上焦。
桑葉錢 連翹錢半 黑山梔錢半 象貝母二錢 杏仁三錢 鉤藤錢 牛蒡子錢半

陳二十 熱勢不減，口乾胸悶，邪入營絡，恐其見癍，因体虛未敢遽用開洩。
羚羊角錢 連翹心錢半 玄參錢半 象貝母二錢 丹皮錢 黑山梔錢半 霜桑葉錢 生地炭三錢

温熱

馬　六六　温邪自裏而出，脉洪大，煩渴便溏，脘悶食少，舌苔中絳邊白，是肺大腸表裏見症相應，姑擬清裏從表泄邪。

桑葉〤　杏仁三〤　連翹二　羚羊角半　桔梗半　川通草半
薄荷半　竹心　廾根

趙　八六　温邪逆傳膻中，心陽受蒙不宣，為嘔逆，為神昏，為煩渴，脉數，舌絳，高年五液皆涸，最有厥閉厥脱之虞，擬清營絡熱邪。

犀角半　元參〤　鬱金半　鮮生地半　丹皮半　連翹心半
石菖蒲根六卜　竹葉心〤半　至寶丹

廿六

冬温伏邪

虞 卅 寒熱交作頭痛口渴夫寒傷營風傷衛表裏邪据兩日時發腹痛脇痛脉浮自汗此皆冬令寒暖不匀感冒時邪至春陽氣發泄伏邪内動始与瘧痢兩歧

蘇梗钱 淡黄芩钱 桔梗钱 淡豆豉钱半 杏仁三钱 黑山梔钱半

厚樸钱

陸 八歲 温邪内鬱寒熱如瘧不与少陽同例

淡豆豉钱半 杏仁三钱 桔梗钱 厚樸钱 淡黄芩钱 連翹钱半

黑山梔钱半

暑

陳 七廿 擬清暑法

香薷 杏仁 滑石 淡黄芩 製半夏 瓜蔞皮

厚樸

顧 五廿 暑溫伏邪頭痛脘悶身熱吐蚘

香薷 八分 製半夏 七分 枳實 一钱 淡黄芩 一钱 杏仁 三钱 小川連 三分

厚樸 七分

蘇 六廿 暑溼未清舌白脘悶脉象濡弱口渴便溏據述始由奔走氣亂肺氣膹鬱有汗無降泄則漫布三焦所以身熱不為汗衰服苦寒辛寒亦祛厲無益想三焦為氣之父是氣之鬱暑溼交阻所藉在上清陽舒展溼邪自能趨下溫去自然熱清耳

大豆卷 三钱 鬱金 一钱 蔻仁 三分 飛滑石 三钱 杏仁 三钱 川通草 一钱

朮防己

徐 泄瀉，脘悶腹痛，此屬胃暑。

藿香葉 一錢　製半夏 一錢　南查炭 一錢　飛滑石 三錢　陳皮 一錢　赤苓 三錢

炒厚樸 一錢

陸 六旬 服清暑方，頭重舌黃，以背軀痛咳痰皆緩，而大便不解，渴思冷飲，不飢，痞悶，噯氣頻頻，明是暑挾濕，鬱踞上焦，氣分致氣為所阻之象。但高年辛寒苦寒，恐妨胃口，多用所議，因擬辛溫宣達通湯。

香薷 七分　製半夏 一錢半　連翹 二錢　白蔻仁 七分　廣皮 一錢　淡竹葉 一錢

鬱金 一錢

岑 二十 壯熱微寒，舌絳渴飲，脈右寸關空大，左細小，議景岳玉女煎去牛膝，麥冬加丹皮、竹葉、川貝。

原熟地 四錢　生石膏 四錢　嫩竹葉 二錢　川貝 二錢 去心研　知母 一錢　生甘草 三分

芑

又

粉丹皮 钱半　此方不應

舌絳口渴，已刻寒慄而後身熱，詢手肢麻木，足少陰厥陰二臟真陰已盡，陽不肯潛伏，頻渴究不能救其焚燎，經旨所謂入肝則麻痺，入腎為消渴，肝腎之邪，邪深道遠，辛寒辛涼苦泄俱未能入于少陰之地，擬古濁膩藥輕投不效，因擬貽裏之靈

原熟地 四钱　上清阿膠 二钱（易辟沖）　炙甘草 四分　揀麦冬 钱半　大麻仁 钱半　淡天冬 钱半

洋參 一钱

董

右脈短數，左脈細數，寤而少寐，身涼而有寒熱，時作氣喘，脘悶，舌白，此屬熱邪內陷，大為重候，姑擬清泄少陰之裏，兼解少陽之表，合方候高明正

霜桑葉　鮮生地　黑山梔　香犀角　嫩元參　川貝

連翹心　粉丹皮　加茅根

又

昨進清提方法，脈數已緩，氣急已退，得汗安寐，邪解之象，内陷無從再慮前

方可以漸愈

香犀角六分 草鬱金一錢 川貝去心研二錢 鮮生地五錢 連翹心一錢五分 黑山梔一錢五分

霜桑葉一錢 粉丹皮一錢五分 加茅根五錢 荷葉一角

又

脘痺噯嗳稍舒擬踈肝泄肺以理餘邪

紫菀一錢 泡白杏仁三錢 草鬱金一錢 炒香淡豉一錢五分 栝蔞皮一錢五分 黑山梔一錢五分

羚羊角一錢 桔梗八分

湿

鳳 八四 頭重若裹胸悶不食並不渴飲脈數便溏此屬温邪阻蔽氣分

白蔻仁八分 製半夏一錢五分 赤苓三錢 綿茵陳三錢 杏仁三錢 飛滑石三錢

厚樸一錢

王 三四 頭脹脘悶便溏肢節痛目眥黄此屬濕邪阻閉氣分鬱而不宣久則化熱傳為癉瘧

綿茵陳三錢 製半夏一錢五分 飛滑石三錢 白蔻仁八分 杏仁三錢 茯苓皮三錢

厚樸一錢

岑 仍議育陰清邪

原生地四錢 揀麥冬一錢五分 西洋參八分 穭豆皮一錢五分 上清阿膠二錢 雲茯神三錢

川斛三錢 炙甘草五分 加九孔石決明（煅研）三錢

又 舌絳已退渴飲身熱未淨

廿九

川斛　原生地　連翹心　南花粉　西洋參　粉草

拣麦冬　穞豆皮

又　身凉渴解

原生地〤钱　鲜洋參（盐水炒）〤分　白蒺藜〤钱　拣麦冬〤钱　粉草三分　塊茯苓二钱

川斛〤钱　新會皮〤

燥

麵二五　肺胃素虛，咽乾唇裂，上齶乾痛，頻渴不多飲，脈徧大於右寸，此屬秋燥致傷。擬甘寒生津。

霍石斛上　北沙參〤钱　麥冬〤钱　鮮生地〤钱　玉竹〤钱　生甘草三分

曹 一三 右脈數搏肺胃受衰鼻頭脹咽乾咯血頻渴不多飲此屬溫邪化燥良由陰分不足所致擾清氣中熱未許速痊

霜桑葉　杏仁　連翹殼　大沙參　地骨皮　黑山梔
象貝母　南花粉

解沈 廿八 唇裂頻嘔口乾頭痛不寐足冷左脇向有瘕聚便秘胸腹熱熾面色黄脈左關弦大右寸搏大此屬溫燥內擾喉間呼吸有声是症雖屬癆喘之象麻黄一味大謬議喻嘉言清燥救肺湯合肺肝之治

霜桑葉乂　生石膏三錢　白蒺藜三錢　鮮生地半　杏仁三錢　石決明三錢青鹽炙
拣麥冬三錢　生甘草下　大麻仁七分　加鮮枇杷葉二張

又 嘔頻稍減唇裂退

霜桑葉　炒石膏　拣麥冬　真阿膠　杏仁　白蒺藜
製洋參　鮮生地　生甘草　加枇杷葉二錢

三十

又

嘔大減潤肺燥益肝液

鮮枇杷葉　北沙參　紫石英　白蒺藜　真川貝　真阿膠

甜杏仁　揀麥冬　炙鱉甲　霍山石斛　黑芝麻

又

嘔減潮熱咳乃脹痛肝脉仍弦大便秘肺胃衰肝陰虧肝火上越

紫菀茸一钱　揀麥冬二钱　白蒺藜三钱　甜杏仁三钱　紫石英三钱　郁李仁

真石斛三钱　真阿膠二钱　鹹蓯蓉钱半　鮮枇杷葉三钱　小川連三分

疫

戴八六　温疫自口鼻吸入由肺葉干于心包絡神識不清左脉洪大煩渴鼾聲胸背

間赤疹隱約温邪鬱遏意有潰爛之形是水穀之濕熱交蒸蘊于皮膜蘊濕

釀熱而成毒非清非散熱邪無發泄之機三焦交熾喉啞繼起舌色紅赤艸

温疫為化火化燥之因勢防熱邪内陷原屬可慮擬以滋清營分兼佐泄邪

俾得絡熱稍清，庶幾轉机，為䣛未識高明以為然否

犀角〤　鮮生地〥　鬱金〤　牛蒡子三〤　銀花〤　黑元參〦〥

連翹心〤　石菖蒲根〡〥　紫雪丹三下

癍疹

謝　九三　兩脉洪數，夜躁不寐，熱盛煩渴，癍疹未透，擬清胃腑熱邪，兼以疏癍

犀角　鮮生地　花粉　羚羊角　連翹心　銀花

牛蒡子　嫩元參

錢　廿八　感冒時邪，身熱脉數，已經見癍

犀角〤　鬱金〤　嫩元參〦〢　牛蒡子〦〢　花粉〦〢　黑山梔〦八

連翹〤〢　銀花〤　加蘆根　及

戴八 時疫未經宣透，邪已蘊結陽明，見症煩渴昏譫，不寐，兩脈洪數，分明發斑之兆。

前閱方發散傷陽，苦寒損胃，總非臍痛所宜。擬涼膈疏斑，請備參（宗）議。

犀角　鬱金　嫩元參　牛蒡子　花粉　銀花

連翹心　石菖蒲根　紫雪丹五分

雷 三十 溫邪發疹，煩渴少寐，兩脈獨大。

牛蒡子（炒研）二錢　杏仁（去皮尖研）三錢　連翹殼一錢八　羚羊角一錢　桔梗一錢　黑山梔[illegible]

薄荷梗一錢　加蘆根一兩　茅根[illegible]

楊八 疹邪胸背已齊，脈右軟短，煩渴熱煩少寐，舌白蚘厥，大便不解，仍議清疏營絡透疹。

香犀角　鮮生地　桔梗　牛蒡子　草鬱金　嫩元參

薄荷葉　連翹心　黑山梔　小川連　加蘆根

又 煩渴昏譫，便秘，疹隱太早，冒風所致。

牛蒡子三錢　蟬衣一錢　桔梗一錢　荊芥一錢半　赤芍一錢半　連翹三錢　生石膏

黑山梔三錢　杏霜三錢　加蘆根一兩

又

熱勝渴煩，辛寒清徹。

牛蒡子三錢　生石膏四錢　蟬衣一錢　荊芥穗一錢　杏霜二錢　知母三錢　薄荷

葉八分　連翹三錢　黑山梔三錢　加蘆根一兩

吳

葛根八分　牛蒡子三錢　粉丹皮一錢半　連翹三錢　荊芥一錢　甜杏仁三錢　犀尖八分

加蘆根一兩　西河柳三錢

田 卅六 痰

驚邪內熾，痰壅神昏，身熱脈大，兩眼矇閉，語不轉側，症屬棘手。所喜舌苔津液未涸，尚有一線生机。

小川連 五分 製半夏 钱半 鬱金 钱 陳胆星 八分 橘紅 钱 石菖蒲根 六分 川貝 去心研 二钱

連心麥 钱半

痰飲

凌 六十三 背寒脇痛，咳嗽暮劇並不渴飲，此屬飲邪。

粗桂枝 钱 杏仁 三钱 五味子 三分 淡乾薑 八分 製半夏 钱半 炙草 八分

茯苓 三钱

管 四九 脈象沉弦滑，背寒肢冷，咳嗽暮劇並不飲渴，此屬飲邪，議以溫藥和之。

粗桂枝 钱 製半夏 钱半 炙草 八分 杏仁 三钱 枳實 钱 茯苓

卅二

淡乾薑 半

鬱

高 廿二 潮熱腹痛。經事愆期。脈象沉弦。氣衝欲嘔。此屬肝鬱。木不條達。宜議少陽補

太陰進逍遙方。

柴胡 七卜 鬱金 半 製香附 三錢 當歸 錢半 丹皮 錢半 茯苓 三錢 炒白芍 一錢

嚴 三三 情志隱曲不伸。五志之陽皆燃。蒸痰阻咽。頻呃噯氣。納穀脘中不爽。在上清

陽日結。擬治肺以展氣化。不致氣机鬱痺。

鮮枇杷葉 三錢 鬱金 一錢 桔梗 七分 杏仁 三錢 括蔞皮 七分 黑山梔 錢半

川貝母 三錢

秦金 八三 中懷鬱勃。氣不展舒。脈數。脘痺。頭目昏蒙。胸脇隱痛。寤而少寐。此屬鬱火。宜

當清散

桑葉　鬱金　連翹殼　羚羊角　括蔞皮　青菊葉

淡豆豉

鄭五〇　擬越鞠法

香附汁三　製半夏一五　丹皮一五　撫芎一　梔黃一　橘紅一　黑山梔一五　南查炭一八

肝火

繆八三　頭目以蒙，痞而不寐，胸膈隱痛，脘痺不飢，非關食滯，氣火有餘，擬清散理上為宜。

羚羊角一　鬱金一　鮮生地一　淡豆豉一五　括蔞皮一八　霜桑葉一

連翹一　青菊葉〇丹

戊

三二

張六三　肝陽犯胃，厥心痛嘔吐，妨食肢冷脈弦。

川楝子　製半夏　製香附　炒延胡　鬱金　茯苓
生白芍　炒橘红
又　昨進苦辛方嘔吐已止諸痛皆減肝陽雖平而耳鳴咽乾頗渴惡心脘痺想以氣都從火化所以頭面清空諸竅皆為肝火蒙閉再擬清散亦為內經云其上可引而越之之義也
青菊葉三錢　鮮生地四錢　鬱金五分　括蔞皮錢半　霜桑葉一錢　黑山梔錢半
羚羊角一錢　連翹錢半

不寐

梅　廿三　昨進涼解方，身熱已止，口渴亦減，是邪解之象。但嘔吐妨食，痞而少寐，餘邪未清，《內經》云：胃不和則臥不安。擬溫胆湯。

鮮竹茹七分　製半夏七分　茯苓三錢　枳實一錢　橘紅一錢　薑汁一錢（沖入）　川石斛三錢

車　一三　不寐多日，氣逆欲嘔，此屬肝陽上升，陽不下交於陰所致。進酸棗仁湯。

酸棗仁三錢（炒黑，研）　知母四錢　茯苓一錢　生甘草三錢　川芎五分

潘　三五　脈細面白，痞不成寐，歸脾湯主之。

嫩黃芪三錢　焦冬朮三錢　遠志五分　當歸七分　炙草五分　棗仁三錢　茯神三錢　龍眼肉三錢

鍾　五四　痢久傷陰，痢止瀉減，脈象右微，瀉血一次，煩多汗泄，不寐，心脾肝腎皆虧，陽氣不肯下交於陰，臟病散難奏效，深慮反覆。議養榮湯去桂芍遠志陳皮，加棗仁。

人參一錢 炙黄芪二錢 炙草一錢 炒鬆熟地四錢 五味子三分 當歸七分
茯神二錢 炒棗仁(炒焦研)二錢 甜冬术二錢 加桂圓肉二錢

又 議人參養榮湯去桂薑棗。

人參一錢 綿黄芪二錢 炙草一錢 甜冬术二錢 原熟地四錢 當歸一錢半
五味子三分 陳皮八分 生白芍一錢半 茯苓二錢 遠志(志研)八分 加左牡蠣二錢
龍骨(煆研)三錢

又 兩顴赤色。陰火上升。口乾汗泄。少腹瘕下純血已止。此血由經阻三月。心主血。
肝藏血，脾統血，三血陰大虧，經斷癥瘕，乃溫補內托而始下。此病根也。奇瀰症
下純血，例在不治之條，迥異。然前方已臻小效。脉右微已振，左脉稍濡。腹痛
急，血熱踞於少腹，腹為陰，是也。酸收湧溢不止。木邪何疑。當此氣血交虧，
血湧清火，法必得導火歸原，方是治病程途。仍議人參養營湯去當歸薑。

人參(另煎沖)一錢 蜜炙黄芪三錢 炙草一錢 淮熟地四錢 五味子三分 炒焦白芍七分

甜冬术　远志（去心研）　志（下）　云茯神　陈皮　加大枣二枚

嘈雜
申衎胃虛嘈雜
川斛　生地　柏子仁　穞豆皮　麦冬　茯神
生白芍　炙草
馮　一月經半月一至，夜嘈痛，此屬肝陰久虧，肝陽化内風衝突所致
小生地　麦冬　柏子仁　清阿膠　丹參　茯神
生白芍　牡蠣

卅五

三消

顧 十四 肺胃炎熾。右脈數搏。渴善飢。此屬中上消症。擬甘寒方。
鮮生地二兩 清阿膠二錢 粳米三錢 生石膏六錢 麥冬二錢 生甘草五分
知母錢

林 六三 熱勝渴飲。甘寒是用。
川斛三錢 生石膏六錢 粳米三錢 清阿膠錢 知母一錢五 生甘草三分
生白芍一錢五

金 六三 渴飲頻飢。小溲渾濁。此屬腎消。元陽變動為患。非客熱臻此。
熟地四錢 淡天冬二錢 山藥二錢 龜版膠二錢 牛膝二錢 茯苓三錢
萸肉二錢 知母一錢 麥冬二錢

龔 四五 頻渴易飢。肌肉消瘦。小便淋瀝。此屬下消大病。
熟地四錢 山藥二錢 茯苓二錢 萸肉二錢 牛膝二錢 澤瀉一錢

丹皮一錢 車前一錢

葉川 肺胃受熾，頻渴易飢，玉女煎加引

鮮生地五錢 株麥冬二錢 粳米三錢 生石膏半 牛膝二錢 生甘草二分

知母一錢

脾癉

廿六

吳 三三 形体豐肥，素嗜甘美，近起口甜，是脾胃伏熱未清，古稱脾癉，而不飢不食，多屬有許。

鮮竹茹一錢 製半夏一錢半 川連三分 枳實一錢 橘紅一錢 黑山梔一錢 佩蘭葉一錢

貝 十三 熱邪蘊結中焦，不飢不食，口甜，此屬脾癉。

佩蘭葉二錢 製半夏一錢 枳實八分 竹茹一錢 橘紅一錢 川連分

塊茯苓三錢

瘧

李 十一 暑溫內鬱成瘧前投涼解方牙宣血溢已止脈象稍平惡寒已減熱未退脘悶舌白痰多溲赤醫者一悞於升柴蘇葛並用過於升泄復謬於鹿角霜溫理奇陽非獨不能已瘧轉能益病致有前日血溢之恙今雖小安而在裏之濕熱尚未盡透議當以梔豉湯以引裏邪出之於表是亦瘧症驅邪之出路

淡豆豉 錢半 杏仁 二錢 草鬱金 錢 黑山梔 錢半 橘紅 錢半 滑石 三錢
連翹 錢半 川貝 去心研 二錢 栝蔞皮 錢半 加嫩竹葉 十片

顧 六三 寒熱頭痛脘悶頻渴脈弦滑從少陽開泄

柴胡 八分 製半夏 一錢五分 草菓仁 七分 淡黃芩 一錢 廣皮 一錢 赤苓 三錢
厚樸 一錢

王 四三 久瘧頻嘔木邪傷土陽明厥陰同治

川連 製半夏 草菓仁 淡乾薑 黃芩 茯苓

生白芍錢半 炒焦烏梅肉五分

慕九十 昨進泄少陽方，瘧邪未止，寒少熱多，渴飲無度，嘔吐，脉數，神煩汗泄，面赤，大便四日未解。當此深秋燥邪，内投苦寒攻胃，蕩其瘧，緩已屬非法，投是辛寒佐以甘緩，恰符仲景陰氣先傷，陽氣獨發之旨。

鮮生地五錢 麥冬三錢 粳米三錢 知母一錢 生石膏三錢 生甘草五分 捲心竹葉錢半

蘊十三 瘧来間日，頭痛渴飲，此屬暑瘧。

香薷五分 杏仁三錢 飛滑石三錢 淡黄芩一錢 製半夏錢半 草菓仁一分 厚樸一錢 赤苓三錢

施八十 寒熱已久，左脇瘕聚，邪入肝絡矣。

生牡蠣三錢 歸鬚一錢 炒延胡一錢 炙鱉甲五錢 炒桃仁一錢 桂枝八分 紫胡五分

卅七

虞 一十 面赤痹热恶心呕吐神烦汗泄衄血脉大并不渴饮此属心经热疟热邪迫
于肺胃所致清心热凉肺胃可不悖矣
犀角尖 丹皮〤 知母〤 细生地三〤 元参ヒフ 生甘草ニ卜
连翘心ヒフ 麦冬ヒフ 竹叶ヒフ

钱 二十 寒多热少发早刻邪达于阳跻肿腹胀面浮皆太阴病宜缓治
草菓仁(煨研)廾 制半夏ヒフ 赤苓三〤 厚朴〤 黄芩ヒ 知母〤
小青皮〤

钱 十八 冲年三疟寒热俱重邪深而入宫(客)于阴即疟来日迟之谓非阴虚之谓也然
腹胀口不烦渴胃纳颇减太阴见症当温疏里邪
草菓仁尖 川桂枝尖 生薑〤 知母〤 杏仁三〤 茯苓三〤
厚朴〤 制半夏ヒフ

## 泄瀉

朱 三三 暑湿内踞 脘闷泄瀉 議通三焦

藿香葉 一錢 製半夏 錢半 赤苓 三錢 飛滑石 三錢 木瓜 一錢 南查炭 錢半
炒厚樸 一錢

姚 三五 暑邪内侵 脾胃不和泄瀉

藿香 一錢 炒扁豆 三錢 茯苓 三錢 南查炭 錢半 木瓜 一錢 澤瀉 一錢
厚樸 一錢 廣皮 一錢 炒砂仁 杵

倪 三十 禀質最薄 滑泄不止

焦白术 三錢 炒焦穀芽 錢半 茯苓 三錢 益智仁 杵 廣皮 一錢 澤瀉 一錢
厚樸 一錢 薑炭 二分

徐 五 潮熱泄瀉 口渴已久 脫肛初愈

煨葛根 八分 六神麯 錢半 猪苓 一錢 焦於术 錢半 淡芩 一錢 澤瀉 一錢

土炒白芍钱半　大麥芽一钱

湯　歲六　泄瀉腹痛嘔惡頭汗，在冲年從屬脾胃氣虧。從經旨後泄腹痛例，擬建中參
溫方

焦白术三钱　炒扁豆三钱　茯苓三钱　苡仁三钱　木瓜一钱　澤瀉一钱

南查炭三钱　廣皮一钱

又

泄瀉腹痛嘔惡頭汗，全是脾胃病。前服建中參溫之劑，瀉痛惡減，惡心汗泄
仍在。經云諸嘔吐逆，皆屬于火。恐脾傳腎而釀成滯下之患。倣仲景瀉心湯
意。

炒小川連四分　製半夏钱半　吳萸七分　炮淡黄芩一钱　木瓜（炒）一钱　茯苓三钱

生白芍钱半

葉　八三　脾腎兩衰，腹鳴晨泄，陽微所致。

淡吳萸七分　淡補骨脂一钱　建蓮三钱　煨肉菓三分　炒菟絲餅七分　山药（炒）三钱

茯苓三錢　五味子七分

王　八三　前議扶胃踈肝方，瘕泻大減，少腹微痛，腰微痠楚，寤而少寐，惡露已淨。督虛背寒，總屬娩去液傷，絡脉空隙，投溫防燥，過潤恐清，均非產後至當之法。然瘕泄已減，殆非溫下之品無以入于至陰之地，擇其溫而不燥、潤而不清者，濇通自有並行不悖之妙。

鹿角霜三錢　炒香菟絲餅半　茯苓三錢　當歸一錢　炒杜仲二錢　炙草四分　炒黑小茴六分　小生地炭三錢　炒遠志八分

痢

高年濕熱内聚腹痛下痢初起當分消兼清裏邪

青皮　煨木香　淡黄芩　炒厚樸ㄚ　川連　南查炭

殷 七 腹痛下痢無度渴煩肛墜議用分清兼佐升提

檳榔　青皮ㄚ　炒白芍ㄚ　煨升麻七　炒厚樸ㄚ　炙草七　醋炒柴胡七

南查炭口ㄋ　廣皮ㄚ

又 下痢純血氣陷肛墜腹脹用升舉原得小安未能全退想在裏濕熱未清再當酸苦泄熱

小川連　炒焦白芍　炒當歸　北秦皮　炙甘草　石蓮肉

炒黄柏　烏梅肉

陳 六三 濕熱内聚腹痛下痢惡心眩暈痞悶不飢此屬高年肝陰久虧肝陽乘陽明

四十

上胃最有身熱之虞擬苦辛宣通佐以和陰

淡黄芩一錢　製半夏二錢　川連八分　枳實一錢　飛滑石三錢

生白芍二錢　淡乾薑八分

錢　八月　暑濕内伏下痢腹痛擬分清主之

青皮一錢　煨木香八分　藿香葉一錢　炒厚朴一錢　炒廣皮一錢　六一散三錢

南查炭三錢　淡黄芩一錢

馮　二月　赤痢月餘日無度因始病未經清理致温熱變遷釀成厥陰下痢今已身熱腹痛後重裏結胸痞不食嘔惡頻加脈氣欲絶之驗昔賢雖有通濇二法愚症難施參仲景厥陰下痢篇勉擬連芍苦辛之屬假其降火制肝之義使其木得條達則土自安俾得安穀再商治痢

吴萸炒川連八分　炒半夏三錢　川楝子三錢　淡乾薑一錢　枳實　茯苓三錢

生白芍二錢　香粳米三錢

桂二三 晡進疎泄鬱汗邪解身涼咽痛亦愈詢久臥濕地蘊釀濕熱致腹痛下痢並
不渴飲述嗔怒赤白幾泄是肝陽鬱勃於中臟土早熱治宜分清

青皮錢 煨木香ホ 赤苓三錢 炒厚樸錢 淡黃芩子 澤瀉錢
查炭錢 加老薑二片

便血

楊 卅三 腸風便血○腹痛脉濡弱○脾胃氣餒○擬疏風涼血和陰○

荊芥穗 炒白芍 炒銀花 丹皮 炙草 地榆炭

炒當歸

高 四三 濕熱蘊于脾絡○觸腸空隙○糞前先有血下○然脾屬柔臟○非剛不能甦陽○

蒼朮炭 新會皮 炒銀花 川黄柏 地榆炭 煨葛根

厚樸 炒焦荷蒂

沈 五四 便後下血○屬遠血也○

細生地 炒黑槐花 酒炒黄芩 炒丹皮 柿餅灰 [illegible]

地榆炭

曹 六十 春源氣泄○少陽木火乘太陰脾陽愈弱○腹中微痛○便後始有血下○

焦白朮 桑葉 茯苓 當歸 丹皮 澤瀉

四一

地榆炭

痿以濕勝中虛。便红已久。

炒黑樗根皮钱　炒黑地榆三钱　茯苓三钱　當歸炭二钱　炒牡丹皮钱六　炒澤瀉

钱　炒槐花钱

程　案六

當臍腹痛晨泄數次便血。不嗜食飲。沖年脾胃氣滯。兼生冷内傷。和中疏滯驅寒。

焦白术三钱　南山查二钱　炙草钱卜　煨益智钱卜　當歸钱　炮薑钱卜

厚朴钱　地榆炭二钱

四二

霍亂

汪 卅 暑濕内踞，上吐下瀉，擬宣達脾胃之陽。

藿香葉 一钱　製半夏 一钱五分　赤苓 三钱　飛滑石 三钱　木瓜 一钱　南查炭 一钱五分

厚樸 一钱

范 八卅 暑濕内蘊，上嘔吐下洞泄，擬宣通三焦。

廣藿香 一钱　製半夏 一钱五分　六一散 三钱　炒厚樸 一钱五分　廣皮 一钱　茯苓皮 三钱

南查炭 三钱

汪 二十 身熱，腹痛嘔逆便泄。

鮮藿香葉 一钱　製半夏 一钱五分　赤苓 三钱　砂仁末　六一散 三钱　木瓜 一钱

南查炭 三钱　炒厚樸 一钱五分　淡黃芩 一钱

脫肛

臨症 稱年肛墜。擬升提法。

焦白朮 二錢 炒白芍 七分 炒廣皮 錢 炒歸身 錢 炙草 四分 烏梅肉 一分
柴胡 醋炒 六分 升麻 醋炒 四分

蘇八仁 肛挺翻出。痛墜窘迫。向暮之年。氣虛下陷。雖沖子升柴可舉迥異。但是痛必有瘀熱蘊結於下。蓋氣攝陰之中。少佐苦泄。所謂臨症權衡。當以次盤走珠可也。

熟地炭 三錢 黨參 錢 炒白芍 錢半 歸身 錢半 焦白朮 二錢 炙草 四分
炒黃柏 錢 五味子 錢半

吳八五 向衰肛墜。起於痢病初愈。非獨氣虛下陷。而痢必傷陰。議投溫補內托。迥異升提。

熟地炭 四錢 補骨脂 錢 茯苓 三錢 當歸 錢半 五味子 錢半 炙草 四分

鹿角霜三钱　大茴香下

痿

毛　二六　足跗輭，面乏華色。宗經旨肺熱葉焦則生痿躄之義。

霜桑葉一钱　甜杏仁三钱　地骨皮一钱五　玉竹三钱　苦百合钱　麦冬三钱

大沙參一钱五

湯　二三　痿躄左足偏枯，步履皆廢，兩脉濡弱，背脊喜傴。此屬腎虛失于收納藏聚，少司痿根在下，當用虎潛意。

全当歸一钱五　金狗脊三钱　茯苓三钱　虎脛骨三钱　川斷三钱　萆薢三钱

淡蓯蓉三钱

許　洪　痿躄足不任身，擬治痿取陽明之義。

製茅朮二钱　生杜仲二钱　萆薢二钱　川黄柏一钱　淡蓯蓉三钱　茯苓三钱

牛膝三钱

王　二氣交衰。擬溫裏托邪。
毛鹿角三钱　枸杞子三钱　西党参三钱　當歸身三钱　新會皮一钱　炙草八分
淡蓯蓉三钱　遠志八分　酸棗仁（炒研）三钱　原熟地四钱　大白芍三钱　抱木茯神三钱

痺

褚　八月　痺痛。汗泄甚多。濕邪襲風寒二氣更勝。擬護陽法。從汗多亡陽例，仍佐驅邪。
生黄芪三钱　海桐皮一钱　粗桂枝八分　当歸一钱半　片薑黄一钱　生於术三钱
防風根八分　川獨活八分

沈　七三　風濕相搏。歷節痛。四肢麻木。此屬周痺。
粗桂枝八分　木防己一钱半　海桐皮一钱　羚羊角一钱　晚蠶砂（包）三钱　片薑黄一钱
川萆薢三钱　酒炒桑枝尺

又

風濕麻痺，服苦溫方，痛勢已緩，而有入暮口乾，當兼佐以甘潤。

羚羊角一錢　甜杏仁三錢　苡仁三錢　晚蚕砂（炒）三錢　南花粉三錢　木防己五分　桂枝八分

痙厥

吳（卅八）面青汗泄，不能收陽，一並為厥之後，寒戰肢攣，牽引陽升，便秘，是肝腎陰衰，主徵綫綫有聯脫之虞，此止厥甚難，勉擬經旨，肝苦急，急食甘以緩之，甘麥大棗湯加阿膠、牡蠣、棗仁、茯神。

阿膠三錢　炙甘草八分　牡蠣三錢　淮小麦五分　南棗二錢　棗仁二錢　茯神三錢

癲癇

顧 六四 神識如醉，厥陽上升，志意不樂，有時叫喊。凡動皆陽，所靜為陰，此屬熱痰阻蔽靈机。經云：重陽者狂，重陰者癲。議降肝胆相火。

羚羊角 [illegible]　化橘紅 [illegible]　陳胆星 [illegible]卜　龍胆草 [illegible]　天竺黃 [illegible]　石菖蒲 [illegible]卜

遠志 七卜

計
四五

衄

陶 の廿 陽升衄血，擬凉解肺胃法。

犀角　連翹　元參　細生地　炒牛膝　黑山梔　丹皮　炒黑側柏葉

曹 八卅 鼻衄已止。面白無神，脉細音嘶。血脫恐惡氣無所歸。安得不以陽氣為首務耶。

炙黑黃芪　炒焦白芍　炒牛膝　洋參　炙草　炒山藥　茯神

周 卅歲 痘後衄血，肺胃餘火尚熾。

地骨皮　犀角　丹皮　川貝　生地炭　連翹　銀花

戴 三三歲 議育陰清氣熱。

熟地炭　揀麥冬　淡菜　清阿膠　淡天冬　女貞子

雲茯神二錢　龜腹版五錢

戴　痳咯初淨，肺胃陰液未充，值天時燥氣加臨，陽易旋動，清竅不司其肅，衂血乃因復發，脉右寸閃搏而疾，大是陽明燥氣鼓舞之徵，議滋清益陰肅上焦　裁

厚生地四錢　拣麦冬一錢半　淮牛膝（炭）　龜腹版五錢（酒炙）　陳阿膠二錢　連翹

穭豆皮一錢半　真川貝二錢（去心研）　炒黑側柏葉一錢半

又　脉左和靜，右動搏已減，衂血漸止，口乾，望色紫滯已退，凡動皆火，易就燥，議益陰潛陽，佐清陽明燥热

原熟地八錢　龜腹版五錢　拣麦冬一錢半　陳阿膠二錢（蛤粉炒）　淮牛膝一錢半　真川貝二錢

霍石斛一錢半

又

原熟地四錢　龜腹版五錢　拣麦冬一錢半　阿膠二錢（蛤粉炒）　淡天冬一錢半　真川貝二錢

疝 四六

川斛〤钱 製洋參〤分

又

原熟地〤钱 真川貝二钱 川斛〤钱（蝦研） 陈阿膠二钱 建蓮二钱 茯神二钱

揀麦冬〤钱 西黨參〤钱 九孔石決明二钱

馬 疝

五二 肝络久虛，少腹墜痛，此属氣疝，宗子和方。

川楝子一钱 歸鬚〤钱 炒橘核〤钱 延胡（炒）一钱 青木香八分 青皮一钱

粗桂枝一钱 炒小茴香八分

宗 十一 稚年陰囊腫大，小溲通利，此属水疝，開太陽明以驅邪。

川桂木八分 桑白皮〤钱 薑皮八分 漢防己〤钱 苡仁二钱 茯苓皮二钱

厚樸一钱

## 脚氣

曹 廿五 濕傷於下足脛浮腫此屬脚氣

製茅朮錢五 漢防己錢五 苡仁三錢 川黄柏〤 木瓜〤 川萆薢三錢

牛膝三錢

田 廿 泄瀉初愈足脛浮腫宜温通太陰

煨益智一錢 苡仁三錢 薑炭一錢 漢防己錢五 茯苓皮三錢 桂枝木一錢

木瓜錢五

沈 二五 寒濕内襲泄瀉腹痛小便頻數面浮跗腫

煨益智一錢 漢防己錢五 炮薑炭一錢 炒焦厚樸〤 木瓜錢五 苡仁三錢

桂枝木一錢

又 跗腫泄瀉腹痛

西黨參三錢 漢防己錢五 炮薑炭一錢 淡吳萸一錢 炒木瓜錢五 苡仁三錢

茯苓三钱　煨益智八分　桂枝八分　加台药一钱

陈八五　溏泄跗腫，晨起略爽，下午病劇，是脾腎陽憊殘，何疑。

黨參三钱　淡吴萸八分　炒焦小茴香八分　胡蘆巴一钱五　巴戟天一钱五　茯苓三钱

製川烏一钱五

尚　昨進抑肝蠲痰，喘象寧靜，所謂急則治標之方，而脾腎陽憊是病之本。今咽痛肛墜，虚火未熄，且性情躁動，心陽肝火并有跌仆之形，即屬上實下虚之驗。身有微熱，防其復喘，擬扶陽抑肝，以導浮火，再商。

製洋參三钱　陈半麯一钱五　釵石斛一钱五　白蒺藜去刺炒一钱五　橘红七分　茯苓二钱

煨天麻一钱

又　拘束已減，夜寐稍安，肛墜便積，痰氣下降，跗腫全消，脉右搏大，今現於左部。痰積下墜，浮火已熄，總之寒濕内鬱，藴痰釀積，非温經通絡焉克有濟，再擬通積消痰，扶脾佐之。

粗桂枝八分　炒黑蜀漆五分　茯苓三錢　生白术五分　炮黑川乌五分　炙草四分
厚樸八分

又　積滯已稀痰嗜不寐陽衰竊發
製洋參八分　製半夏錢半　石菖蒲根八分　厚樸八分　一剂後加猪胆汁一枝
臨服冲入　茯苓三錢　蒸白术三錢　炮黑川乌八分

又　桂枝八分　製半夏錢半　淡乾薑六分　生白芍錢半　五味子八分　茯苓三錢
炙草五分

又　議真武湯去白芍加炙草合大半夏湯
人參五分　製川附子五分　炙草八分　蒸白术三錢　炒焦陳半麴錢半　老薑
汁臨服冲入　茯苓三錢

又　陽衰痰飲竊踞氣塞至咽欲坐不能臥暫進徹通胸中之陽

四八

薤白頭三钱　製半夏钱半　淡乾薑八分　栝蔞皮钱半　草蔻仝上　茯苓三钱

桂枝八分　臨服冲入白酒半杯為導引

四九

14

頭痛

徐四三　暑風热頭痛宜清散

鮮荷葉邊三七　鮮菊葉钱　木通八分　羚羊角钱　連翘壳七分　黑山栀七分

蔓荆子钱

楊三三　陽浮頭痛暮热早凉脈小音嘶面赤肉瞤此属謀慮傷肝肝陽挾内風上冒致有巔頂之疾是内傷之症非清散所能治之　復脈去参薑桂加鷄子黄

白芍

生鷄子黄一枚　細生地三钱　炙甘草三分　清阿膠三钱　麦冬七分　南棗三钱

生白芍七分　大麻仁七分

戴九五　左偏頭痛目眶浮腫肝陽挾内風上冒所致

桑葉七分　粉丹皮七分　羚羊角八分　穭豆皮七分　白甘菊钱　連翘七分

大生地三钱　赤芍钱　加九孔石决明煅研三钱

心痛

夏 八卅 肝厥心痛嘔吐 妨食渴飲 進河間方

金鈴子三錢 製香附三錢 橘紅錢 炒延胡錢 鬱金錢 炒小茴香七分

南查炭二錢

凌 二の 嗔怒動肝 木厥傷營絡 能食心痛 得暖稍舒 擬辛甘理陽方

粗桂枝八分 製半夏錢半 炙草五分 歸身錢半 高良薑錢 茯苓三錢

生白芍錢半

馮 二卅 心痛必輒經來而至 肝陰久虧 乃肝木陽化內風不熄 擬以鹹苦佐以微辛

使從陰和陽

阿膠二錢 牡蠣三錢 川楝子錢 當歸錢 川芎三分 小川連四分 生白芍

錢半

五十

胃脘痛

蘿　卅　胃痛嘔逆，此屬肝木侮土，進河間方。

金鈴子三錢　鬱金一錢　小茴香五分　炒延胡一錢　製香附錢半　南查炭錢半

青皮一錢

許　八旬　嗔怒動肝，木犯胃，為痛為嘔，為消渴，肢冷，脈沉微，是木不條達，肝木理能取勝。

延胡一錢　製香附錢半　歸鬚一錢　川楝子三錢　鬱金一錢　青木香五分

桂枝五分　炒橘仁七分

陳　卅　營虛胃痛，議辛甘理陽。

甜桂枝五分　炙草五分　煨薑五分　歸鬚錢半　南棗三錢　茯苓三錢

生白芍錢半

脇痛

曹廿三 左脇痛咳痰邪入脉絡

粗桂枝八分 歸鬚一錢 鬱金一錢 炒桃仁一錢（去皮研） 黑山梔錢半 降香末八分

炒白芥子錢半

趙卅 嗔怒動肝左脇連少腹痛

川楝子一錢 製半夏錢半 歸鬚一錢 炒延胡一錢 鬱金一錢 炒桃仁一錢

青皮一錢 炒小茴八分

夏五〇 寒热脇痛擬從少陽通絡

青蒿梗一錢 製半夏錢半 歸鬚一錢 鬱金一錢 炒白芥子錢半 丹皮錢半

桑霜葉一錢

吴廿三 形寒脇痛半月不衰面白足冷此屬操勞損陽謀慮傷肝之徵是非輕辛

香剛燥決不可進

旋覆花錢 柏子仁二錢 新絳一錢 歸鬚錢半 紅花八分 青葱管八分
桃仁錢

又 脇痛病自肝起，漸歸及左，飲食少進，多夢紛紜，肝胃同病，勉擬甘緩和陽。
人參錢 炙草八分 棗仁炒焦研二錢 當歸錢半 龍骨三錢 茯神錢
柏子仁三錢 金箔三片

腹痛

張〤 肝水肆橫，腹痛脉弦，宜當疏洩。
青皮錢 煨木香六分 生穀芽錢 炒厚樸錢 廣皮錢 炮薑炭三分
南山查錢半

陸〤 腹痛數日，始由跌仆驚恐而得。經旨謂驚則氣亂，恐則氣下，其氣漫無所歸，斯痛全在於氣。今若是危篤者，誤攻下，然五味擾動厥陰肝絡，以致胃傷瘕食飽食不思，脉遲緩，按之痛止，撫摩適稍，色現黑滯，倘加嘔逆，乃為順候。
今因戊土殘傷，难以立方，勉擬戊己成法，望其百中一幸。戊己湯去參
加半麯、穀芽
焦白术二钱　炒焦半麴二钱　穀芽三钱　炙草八分　廣皮三钱　茯苓二钱
生白芍二钱

戴　十一　寒客於胃，脾陽不宣，腹痛脉弦，少食無二。脾屬陽，以通為用，古人謂痛則不
通耳。
生益智八分　炒焦神麴二钱　焦穀芽三钱　南山查二钱　廣皮三钱　塊茯苓三钱
製厚樸三钱

陸　六　昨用戊己甘緩，痛勢畧減，飲食稍進，章之机也。但痛來汗泄，由驚則傷心，致
心傷及是臟氣之傷。前以蚘下，脾陽來復，茲當培土洩肝，以扶其正。
桂枝木八分　炒焦烏梅肉七分　煨木香八分　川楝子三钱　土炒白芍三钱　淡黄

五二

苓丫 延胡丫 茯苓丫ㄋ

朱八 腹痛嘔逆驚駭而起例進辛香其病可愈

延胡丫 欝金炒 木香 青木香丫 金鈴子丫 製半夏丫ㄋ 炒小茴丫

青皮丫 橘核丫

虞五 身熱腹痛前議疎泄得效緣稚年体質最薄邪氣得以乘虛蔓延腹痛復作

身熱不止幼科但知治驚不明内經諸痛之義所用方劑皆鎮驚化痛之劑

不惟腹痛不減蓋且大便堅秘少腹痺熱四肢厥冷釀成危患

川桂木丫 南查炭ㄨㄋ 茯苓三丫 淡黄芩丫 橘紅丫 澤瀉丫

蔻仁二丫 生穀芽丫

肩痛
夏四五 陽明脉衰肩胛痛
生黄芪三錢 生於术錢 茯苓三錢 當歸錢半 木防己錢半 萆薢錢
防風根六分 桂枝木

背痛
嚴六十 背痛脊痛此屬督脉虛
毛鹿角三錢 補骨脂錢 茯苓潤入三錢 當歸錢半 洗蓯蓉三錢 杞子錢半
生白芍錢半 沙蒺藜三錢 青鹽三分

五三

臂痛

張八〇 臂痛難於屈伸，是屬風寒溼三氣居多。

生黃芪三錢 生於术一錢 海桐皮一錢 當歸錢半 木防己錢半 片薑黃一錢

防風根六分 加酒炒桑枝一兩

蘇五三 左肢節痛麻木夜甚。

粗桂枝六分 木防己錢半 海桐皮一錢 晚蠶砂三錢 仙靈脾錢半 片薑黃一錢

川萆薢三錢 苡仁一錢

腰痛

章五 五旬餘年陽氣餒乏，交寒露節，爲暴寒折挫生陽，所以每年腰痛每至深秋屢發，此屬勞傷挾溼所致。勞最能損陽氣，經言勞者溫之。

川桂枝六分 厚杜仲二錢 茯苓一錢 晚蠶沙三錢 淮牛膝三錢 萆薢

苡仁一錢

胡左 兩尺脈獨小，腰脊之而痛，形寒，面乏華澤。腰者腎之府，此屬少陰久虛之象，

理宜溫養。

鹿角霜三錢 淡蓯蓉二錢 茯苓三錢 當歸二錢 補骨脂二錢 紫衣胡桃肉枚

炒白芍錢半 炒小茴八分

腿痛

馬左 勞傷挾風，腿骨疼痛，擬以辛熱，佐以苦溫。

虎脛骨錢 金毛脊三錢 油松節三錢 當歸二錢 五加皮錢 白茅根錢

川獨活錢

青左 右腿疼痛，肌肉不腫。

炙山甲二錢 炒桃仁二錢 青皮錢半 歸身二錢 乳香錢 沒藥錢

川獨活六分

足痛

吴 廿三 两足皮膜抚之刺痛，此属厥阴犯阳明，治宜疏泄。

川楝子钱半　延胡钱　青皮八分　归须八分　炒桃仁钱半　黑山栀钱半　炒黑查肉钱

陆 十三 足跗软，脉微弱。

虎胫骨钱　生杜仲钱　川萆薢钱　全当归钱半　淮牛膝钱　茯苓钱　川续断钱　淡苁蓉钱

耳

沈 廿五 風温上受，耳聤脹痛，胆脉络於耳，清少陽氣分之熱。

桑葉一錢 杏仁二錢 連翹錢半 羚羊角一錢 桔梗一錢 川通草一錢

薄荷梗一錢 馬勃八分

韓 八三 暑風襲於少陽，胆脉络於耳，木火上炎，清竅失聰。

青蒿梗一錢 鮮菊葉錢半 馬勃六分 鮮荷葉二錢 連翹殼錢半 黑山梔一錢

苦丁茶六分 鮮生地四錢

謝 二四 少陰久虧，耳鳴時閉。書云腎開竅於耳，心亦寄竅於耳。凡外邪治少陽，內傷從少陰，為定例。

熟地三錢 牡蠣三錢 麦冬（硃砂拌）二錢 北五味錢半 磁石六錢 白芍三錢

茯神三錢 龜板三錢

戴 六十 久患耳鳴，並有鼻衄牙宣等症，衄血雖經向愈，仍若是。體質素虧，陰虧而肝

陽亢上逆清竅蒙蔽擬方候裁

原熟地四錢　揀麦冬三錢　牡蠣三錢　大白芍二錢（刮淨酒炙）　龟腹版四錢　磁石四錢

雲茯神三錢　北五味子　澤瀉二錢　加沉香三分濃水磨冲

## 目

吴　九　稚年目赤障翳勿取大辛大苦轉傷氣分

桑葉　白菊花　黑梔皮　夏枯花　草決明　小生香附　赤芍

谷精草

卯　八十　目赤淚多腫而不痛必用輕散不致風熱損傷腫神

桑葉　谷精草　連翹　草決明　白甘菊　黑山梔

赤芍

葉　六十　目赤腫痛

劉　五五

桑葉〤 夏枯花〤 生香附チ 穞豆皮〤 草決明ヒつ 白甘菊〤
赤芍ヒつ 黑山梔ヒつ

歐の五 頭額脹目赤痛
羚羊角〤 草決明ヒつ 夏枯花〤 生香附チ 連翹ヒつ 黑山梔ヒつ
苦丁茶三下 白甘菊チ

陸 二六 肝腎久虧衰目赤障翳熱淚頻多昏暗無光
霜桑葉〤 黃甘菊〤 石決明三チ 製首烏チ 杞子ヒつ 小胡麻ヒつ
穞豆皮チ 望月砂チ

五六

鼻

沈○○　少陽風熱未解，移熱於腦，為辛頞腦液下注，為鼻淵。

羚羊角一錢　連翹殼　蒼耳子　薄荷梗　辛夷　黑山梔

苦丁茶一錢　白芷一錢

錢廿三　面赤咳嗽，腦熱鼻淵，鼻屬肺竅，少陽風熱上炎，熱遏清道，為腦液下注。且議苦辛宣通。

羚羊角一錢　泡白杏仁三錢　鬱金一錢　夏枯花一錢　連翹殼一錢半　黑山梔一錢

苦丁茶一錢　薄荷梗一錢

沈卅　鼻塞右甚，肺之竅也；有形高突，氣之阻也。清竅失司，心肺之火有餘，而水虧則乘之矣。先擬辛通宣竅，從氣分治。

薄荷一錢　嫩元參三錢　蔓荊子三錢　羚羊角一錢半　連翹一錢半　小生香附一錢

真北細辛一分　白甘菊一錢　黑山梔一錢半　加鮮荷葉邊一錢

朱 舌

廿 舌鋒而腐氣急痰湧症屬棘手勉擬下方

犀角(磨冲)八分 梓麥冬二錢 白扁豆三錢 小生地三錢 川貝(去心研)三錢 北沙參二錢

丹參二錢 草鬱金一錢 菉豆皮二錢

薛 八二 牙

兩尺脉獨大瘟陷入少陰當血上溢迫逼迸血氣散隨血散往往有驟脫之

虞止此血甚难耳擬方候 高明主裁

熟地四錢 真百草霜三分 龜腹版四錢 炒黃柏一錢五分 (五靈脂) 亂頭髮灰四錢 黃芩一錢五分

知母一錢五分 臨服沖入童便一小杯 一服後加人參一錢

柯 五三 陽明風熱上擾牙齦腫痛

馬勃三分 嫩元參一錢五分 連翹殼一錢六分 羚羊角一錢 桔梗七分 生甘草三分

薄荷八分 黑山梔一錢五分

五七

陈六 齒痛連太陽左關脈洪大議景岳方法
防风七分 北细辛五分 龍胆草七分 生甘草三分
升麻三分
賈六 懷娠六五月值脾胃嗣胎而病上牙齒痛況偏於右此属肝陰不足肝风
内動虚乘襲入陽明脉絡宜當熄风
熟地四錢 炒杞子一錢 白蒺藜一錢 清阿膠一錢五分 菊花炭一錢 雲茯神一錢
穭豆皮一錢 九孔石决明一具

瘡瘍

虞廿　兩目瘡瘍綿延一載不痊服羚羊角反劇　眼癖

川連八分　白甘菊錢　生甘草三錢　夏枯花錢　桑皮錢半　苡仁錢

土貝三錢　連翹錢半　茯苓皮三錢

又　前方已服三帖畧效再擬

製軍四分　銀花錢　桑皮錢半　夏枯花錢　丹皮錢　連翹錢半

大貝三錢　炒山查錢半　川楝子皮錢

又　前方又服三帖大效又擬

製軍三錢　金銀花錢　川楝子皮錢　夏枯花錢　桑皮錢半　黑山梔錢半

大貝三錢　連翹錢半

張二　肺火

桑葉錢　川貝三錢　銀花錢　池菊錢　杏仁三錢　連翹錢半

五八

羚羊角钱半　黑山梔钱半

又　瘡色已潰，尚未結痂，係肺熱未清

桑皮钱半　大貝三钱　池菊钱　夏枯花三钱　製天虫二钱　連翹钱半

赤芍钱半　銀花钱　地丁钱

彭　一三　乳癧

青皮钱　金當歸钱半　銀花二钱　括蔞皮三钱　南花粉二钱　角針三分

橘葉钱　生甘草三分　木通八分

卯　一三　面目浮腫，左肢發瘡，此屬濕火，膚腠皆癢

桑皮钱半　蒂薟草三钱　銀花钱　製首烏三钱　漢防己钱半　連翹钱半

米仁三钱　池菊钱

又　兩次

桑皮钱半　川黃柏钱　池菊钱　夏枯花钱　漢防己钱半　連翹钱半

米仁辛 銀花乂

又三次○

大貝ㄥ 川萆薢辛 銀花乂 夏枯花乂 漢防己ㄥㄱ 羚羊角ㄥㄱ

池菊乂 米仁辛

王二十 氣火上升○唇口生瘡○

霜桑葉辛 池菊乂 丹皮𠀋 南花粉𠀋 連翹𠀋 生甘草三分

赤芍四分 馬勃八分

五九

咽喉

歸 八廿 風溫外襲肺衛。咽痛。辛以散之。
桑葉〤 馬勃〣分 連翹〤钱 象貝〤钱 桔梗〤 黑元參〤钱
牛蒡子〣钱

許 八卅 風溫外襲肺衛。鼻塞咽痛。
牛蒡子〣钱 杏仁〣钱 嫩元參〤钱 象貝母〤钱 桔梗〤 連翹〤钱
霜桑葉钱半 馬勃〣分

沈 八五 咳嗽腰痛。咽喉。如梗。想少陰之脈。循咽。厥陰之脈循喉嚨。是肝腎肉衰之徵。
無暇理嗽。當酸鹹入陰。
熟地〣钱 龜版〣钱 杞子〤钱 萸肉〤钱 阿膠〣钱 茯苓〣钱
淡菜〣钱 青鹽〣分 芡實〣钱

徐 七の 咽喉腫痛。咯痰。宜清化。

桑葉錢 杏仁三錢 嫩元參錢半 羚羊角錢 桔梗八分 黑山梔錢半

川貝去心研三錢 馬勃八分

青橄欖核咽痛潤劑為穩

川斛三錢 北沙參錢半 糯稻根鬚三錢 炒麥冬錢半 生甘草三分 茯神三錢

細生地三錢 生雞子黃一枚

調經

曹 卅三 肝臟衰微，腹痛而後經至，納穀頗減，潮热便溏，是氣血交滯，擬宣通瘀痺。

延胡　製香附　鬱金　南山查　丹參　澤蘭　當歸

歸 十八 咳嗽失血，天癸不至，此屬倒經，肝胆氣火上升所致。

藕子　南查炭　鉤藤　澤蘭　炒桃仁　黑山梔　鬱金　丹皮

陸 經閉

二三經閉數月胸滿腹脹寒熱消渴大便燥結脈微濇兩寸脈獨大此皆胃大腸之腑熱漸侵犯心脾之臟者即內經所謂二陽之病發心脾不得隱曲女子不月是也蓋消渴者胃大腸之熱也胸滿者心病上焦不利也腹脹者脾病中焦脹滿也臟腑俱病故寒熱也考戴人治經閉逾年者每責於心受積熱為主所有抑火升清流（水滌）溫潤燥等方不過滑胃腸以示其推陳致新而已

鮮生地五錢　炒桃仁二錢　郁李仁七分　製軍三錢　杜牛膝二錢　老薑渣年

尋桂心八分　麥粃當管　双煎湯代水五帖

淋帶

周 五三 淋帶起于產後腰腹綾痛是屬衝任交傷而帶脉空隙宜固其下

烏賊骨三錢 牡蠣三錢 生杜仲三錢 當歸身錢半 炒白芍三錢 白薇一錢 蘄艾一錢

鄧 四三 陽浮頭痛身熱帶下如注

熟地炭三錢 萸肉炭錢半 炒山藥三錢 清阿膠三錢 建蓮肉三錢 芡實三錢

茯神三錢

繆 六三 赤白帶下頭暈腰痠而痛舌狀如刺面赤嘈雜肝陰久虧肝陽化火風上冒致有產後淹纏之患想肝為剛臟擬以熄風法以柔能濟剛並以益陰佐堅之

生左牡蠣三錢 麥冬錢半 焦黃柏一錢 陳阿膠三錢 炒杞子錢半 炒黑樗根皮三錢

細生地三錢

崩漏

陸 八四 肝腎久損，衝任交傷，崩漏暴下如注

龜甲心 生 女貞實 钱 洗天冬 钱 清阿膠 二钱 旱蓮 钱 柏子仁 钱

熟地炭 二钱

歸 二五 崩漏暴下不止，脉動，衝任交損，亟議潜陽

龜甲心 生 歸身 炒 阿膠 钱 川斷 钱 九里甘草 小 蘄艾 小

炒枯熟地 二钱

斯 六二 脉左遲右濡，寒熱腰痛脊瘦楚之，後腹痛漏淋不止，肝陰雖虧久，所而昨議益陰鎮肝之藥未嘗不是，然淋漓已久，而疏泄逐瘀之法既不可進，於理必得血脱益氣之方，使其陽生陰長，冀其寒熱痛淋漸止，擬內經烏賊丸意

烏賊骨 钱 清阿膠 炒 女貞子 钱 茜草 炒 洗天冬 钱 旱蓮草 炒

人參 八分 黄芪 钱 如不用人參，用黨參 钱

六二

斯　經漏皮膜刺痛養肝陰泄肝陽
生牡蠣三　小生地三　川楝子一　清阿膠二　拣麦冬三　小川連三分
柏子仁三

王　經漏半月一至大便必兩日始通此屬肝腎内衰八脉無氣擁護經旨有胞
絡移热於膀胱之論議王才陽秦入益肝陰養心液
人参　原地　柏子霜三　拣麦冬三　小清膠三　淡天冬三
雲茯神三　製女貞二

胎前

吳廿五　寒熱頭痛渴飲不化，胸悶嘔惡，詢經水三月未來，寸脈搏指，此屬妊象。

細條芩〡五　炒焦半夏〡五　川芎千　知母〡五　橘紅千　花粉〡五

嫩藕梗千

魏八廿　妊娠暮熱早涼，口乾胸悶。

桑皮千　條芩〡五　麥冬千　細生地三千　知母〡五　花粉〡五

生白芍〡五　川斛千

繆廿二　胎氣上沖，乾嘔不食，勢防小產則危。

小生地　麥冬　焦白朮　阿膠　知母　黃芩　生白芍

雲茯神　炒焦砂仁末

王廿七　妊娠咳嗽，適屆七月，太陰司胎，作子嗽治。

桑根白皮　杏仁　鮮竹茹　淡天冬　桔梗　生甘草

紫菀钱　加建蜜三匙臨服沖入

王　六仁　姙娠已及彌月，噯酸䐜脹，議安胎飲去芎歸参芩，加茯苓，即戊己湯加香附

紫蘇　茯苓易茯神

西黨钱半　炙草五分　製香附钱半　甜冬术钱半　廣皮钱　揀麦冬八分

抱木茯神钱　大白芍钱　紫蘇六分

產後

許（四廿）新產腹痛姑議逐瘀
延胡一錢 製香附二錢 樗金二錢 當歸一錢半 南山查三錢 澤蘭一錢
赤芍一錢

陳（六廿）新產頭暈腹痛先驅惡露
歸尾一錢半 遠志八分 製香附二錢 赤芍一錢 桃仁一錢半 澤蘭一錢
丹皮一錢半 琥珀八分 炒山查三錢

蘇（一三）新產十朝陰氣下泄陽從上冒汗出煩渴便難腰痛每假寐必魂魄飛越是
陰枯而陽無所附之徵即仲景之鬱冒見端也頗宜鎮陽
生牡蠣二錢 細生地三錢 大麻仁一錢半 清阿膠二錢 麥冬二錢 炙甘草五分
茯神三錢 柏子仁三錢

又 新產四朝腹痛背痛腰瘠之而痛惡露淋漓此屬督帶交傷宜理奇脈以逐

六四

痳佐之但不可驟用温補

當歸ㄨつ　丹皮ㄨつ　南查炭三キ　川斷二キ　澤蘭キ

茯神二キ　川斛二キ　丹參ㄨつ　鬱金キ　淮小麥ㄨつ　南查炭二キ　澤蘭ㄨつ

吳　一三　新産潮熱腹痛汗泄此屬鬱冒

茯神二キㄴ

馬　八三　面色痿黄形寒咳嗽詢産後下虛理宜温養

鹿角霜二キ　鹿角膠二キ　杞子ㄨつ　當歸ㄨつ　補骨脂ㄨ　熟地炭二キ

紫石英二キ　炒小茴八卜

蘋　二三　産後下虛是衝任脉震而動心痛形寒最怕淹纏蓐損宜議温養

河車膠二キ　淡蓯蓉二キ　熟地炭のキ　當歸ㄨつ　補骨脂ㄨキ　茯苓三キ

紫石英（煅研）三キ

王 八三 半產下虛怯寒恍熱惡露未淨少腹仍痛所喜瘕泄已減胃思納食陽明有漸振之義再擬扶胃疏瘀方保無虞

川斛 四錢 半夏麯炒 錢半 茺蔚子 錢半 小茴香拌炒當歸 錢半 炒香兔絲餅 三錢

澤蘭 一錢 新會皮 一錢 粉丹皮 一錢

王 八三 陰氣下泄陽從上冒頭痛巔頂尤甚惡露已淨脈象左部細濇明是液虧不司留戀其陽為上實下虛之症倘過用辛泄恐傷陽氣預為複熱之防理議益陰和陽熄風

原生地 四錢 河車膠 錢半 生左牡蠣 三錢 當歸 錢半 穭豆皮 錢半 清阿膠 錢半 另烊沖

雲茯神 三錢

又

頭痛已緩畏寒食減帶淋心痛

蘊葉 六分 延胡 炒 一錢 細生地 三錢 穭豆皮 錢半 丹參 錢半 川芎 八分

川斛 錢半 炙草 八分 蛤粉炒阿膠 錢半 加薑皮 八分

又

液衰盗汗少寐带淋

川斛三钱 制首乌三钱 川芎（炒）七分 淮小麦三钱 丹参三钱 上清阿胶（蛤粉炒）三钱

云茯神三钱 远志（去心研炒）八分

王 三三 新产四朝潮热腹痛便难头痛恶露未净此属郁冒逐瘀为务

归尾二钱 制香附三钱 泽兰三钱 赤芍二钱 桃仁（去皮尖炒）二钱 茺蔚子二钱

丹皮二钱 延胡二钱 琥珀末（临服调入）八分

癥瘕

朱 六三 經閉半載未有瘕聚脹痛甚寒是在小寒節前厥陰用事肝胆木火上升陜隨氣升而失血然味辛易於入表恐傷陽氣姑議調暢氣血再商通絡諸法

降香末八分 丹皮錢 鉤藤二錢 鬱金錢 炒桃仁錢 黑山梔錢五

南查炭二錢

殷 の三 左脇瘕聚少腹痛

延胡錢 歸鬚錢 鬱金錢 川楝子二錢 炒桃仁錢 茺蔚子錢八

粗桂枝錢 南查炭二錢

王 の 胃脘脹痛產後氣血凝聚成瘕頭暈骨脊痛（晨咳痰粘）胃納頗減肝胃犯逆莫如[illegible]泄肝以救胃

生左牡蠣炒三錢 歸鬚錢五 茯苓二錢 炙鱉甲 桃仁炒錢 白芥子炒錢五

延胡炒錢 川楝子錢 香附研二錢

六六

熱入血室

徐廿 熱病初發經水適來知飢少納惡心噯氣煩渴懊憹此屬熱邪乘虛內陷血室是不易治之症擬兩清氣血方法

鮮生地　麥冬　粳米　生石膏　牛膝　生草　知母　竹葉心

又 昨進兩清氣血方熱勢稍減惡心已緩邪解其半但懊憹煩渴未衰腹痛便溏仍宗仲景無犯胃氣及上下二焦之戒立方

細生地　麥冬　炙草　丹皮　知母　牛膝　生白芍　炒桃仁

王 八三 昨議升泄少陽為恐熱邪乘虛內陷而設今診脉左數右大咽痛舌苔灰色大便不解頭痛耳聾脘悶欲嘔口乾鼻乾少寐叅合脉現症已屬熱邪內陷血室議景岳玉女煎加竹葉

生石膏四錢　淮牛膝三錢　淮熟地四錢　知母錢半　㯶麦冬二錢　捲心竹葉錢半

補煎方

柴胡八分　連心翹二錢　知母錢半　丹皮錢半　嫩元參錢半　丹參錢半

川斛三錢　赤芍錢半

臟躁悲傷

吳六二

肝陽亢為頭暈，腎虛則耳鳴，晚年肝腎氣餒，下虛上實明甚。但忽驚悸汗大泄，有時寤不肯寐，竟有悲傷欲哭之象，明係臟陰少藏，厥陽鼓動，內風上冒，舞飛太陰。每有是症，病自情志中生，所以清之攻之均屬無益。議仲景婦人篇，參臟躁悲傷之旨，用藥自有準繩，但王道未能速效。

阿膠三錢　牡蠣三錢　磁石三錢　淮小麥錢半　炙草八分　大棗三錢

茯神三錢

痧疹

韓 十一 風溫襲於肺衛，身熱發痧，痰咳氣喘，煩躁少寐，頻渴，脈大，且議清泄。

牛蒡三錢 杏仁三錢 桑皮錢半 羚羊角一錢 桔梗一錢 連翹二錢 薄荷八分 象貝母錢半

又 痧症已四目赤咽痛，餘毒未清，宜涼解泄邪。

犀角一錢 嫩元參錢半 銀花一錢 小生地三錢 桔梗一錢 霜桑葉一錢 連翹三錢 生甘草三分 黑山梔錢半

痘

曹 八 頭面雖少，四癘毒氣未盡，口瘡齦血，穉年陽亢陰虛，恐有暴脫之慮。

地骨皮三錢 犀角八分 連翹錢半 川貝三錢 生地炭三錢 生草三分 銀花一錢 丹皮錢半

穆孩堆沙已經回，屬毒氣未盡，咳痰不寐，稚年陽亢陰虛，最怕慢驚之變，治從和脾胃利濕方法。

地骨皮二錢　川斛三錢　苡仁三錢　川貝（去心研）二錢　炒麥冬一錢　茯苓三錢
銀花錢

六八

驚

陸八 驚热内闭踈煩不食兩脉洪大倘邪陷心包瘈厥至矣

羚羊角一钱 鬱金一钱 嫩元参三钱 川貝二钱去心 化橘紅一钱 石菖蒲根六分

連翹二钱 竹葉心三钱

高三 壯热不已恶心未減擬清絡热

羚羊角一钱 鬱金一钱 元参三钱 小川連八分 丹皮一钱 黑山梔三钱

連翹一钱 捲心竹葉三钱

又 清絡得效热止神安所有咳痰欬欬再守前議

羚羊角一钱 杏仁三钱 苡仁三钱 川貝三钱 橘紅一钱 塊茯苓三钱

霜桑葉一钱 鮮枇杷葉三钱

嚴二 驚热不解便青神呆躁煩不安邪陷心包將有瘈瘲之象

羚羊角一钱 鬱金一钱 元参三钱 川貝三钱 天竺黄一钱 佃葉菖蒲根六分

連翹錢半　橘紅錢

溤の風溫內鬱，身熱咳嗽，脉大。

桑葉錢　杏仁二錢　桔梗錢　羚羊角錢　象貝錢半　連翹錢半

牛蒡子（炒研）錢半

六九

吐瀉

夏五 暑热内踞 上吐下瀉 稗年脾胃氣弱不振使然

藿香葉一钱 製半夏一钱五分 南山查一钱五分 飛滑石三钱 木瓜一钱 茯苓塊三钱 厚朴一钱

諸二 热犯脾胃 嘔乳自利 最多皮驚

鮮藿香葉一钱 製半夏一钱五分 六一散三钱 小川連三分 黄芩一钱 淡竹葉一钱 生白芍一钱

吴二 兩關脉數 吐亂惆泄 煩躁 睡喜覆卧 是腹痛按之痛止之象 擾逆跌仆之發 相濁而嘔吐 乳食格拒 驚則氣亂明矣 此屬蛔厥之徵 稗年脾胃氣餒不振 四肢厥冷 經旨謂蚘厥多從驚恐得之 是邪非耶 擬方俟裁

吴萸炒川連三分（嘔吐者入） 製半夏一钱五分 炒白粳米一钱五分 生白芍一钱五分 草鬱金一钱 炒黑川椒三厘 薑汁二匙 茯苓一钱五分 加石菖蒲根

又

胃衰厥冷吐瀉不止

參[illegible]錢半　煨薑半

七十

痞

曾 八 腹膨便溏，羸瘦不食，潮熱目翳，症屬難治。

青蒿梗一錢 製半夏錢半 炒穀芽三錢 炒厚朴一錢 廣皮一錢 塊茯苓三錢

南查炭錢半 雞肫皮（炙）一具

殷 六 腹膨便泄，面黄肢浮，此屬脾痞。

生白术錢半 廣皮一錢 茯苓三錢 苡仁三錢 大腹皮錢半 澤瀉一錢

南查炭錢半 木瓜一錢

徐 五 潮熱羸瘦，咳則嗆血，稚年陽亢陰虚，已屬童勞之象，暫服甘寒，清養肺胃陰液。

地骨皮三錢 甜杏仁三錢 川斛三錢 川貝（去心研）三錢 北沙參錢半 麦冬錢半

霜桑葉一錢 玉竹三錢 鮮枇杷葉（蜜炙）三片

（羸瘦嗆逆，胃納盗汗）

徐 八 擬潤肺以肅金，寧心以止汗，養陰平肝以退熱。

川斛钱半　白蒺藜（去刺炒）钱半　生地炭三钱　拣麦冬一钱半　川贝三钱　杏仁（去尖）三钱
地骨皮一钱半　北沙参钱半　雲茯神三钱　加石决明（煅研）三钱

癇痙厥

沈五　癇厥病來迅速，醒後兩脈皆洪，肢搐搦，身熱，由陽氣拂逆，勢防絡閉。

暹羅犀角〤　陳胆星三下　嫩元參〤〥　羚羊角〤　橘絡〤　石菖蒲根〤下　連翹〤〥　捲心竹葉〤〥

史八　稺年痙厥，服清泄少愈，是在肝胆風邪將解之時，陰液尚屬餒怯，最多反覆。後熱今又入暮煩躁口渴，為熱深厥深，痙厥復至矣。然刻下忌用清火寒涼，所防胃汁苦涸，難以援救。今擬滋清營絡退熱，須養正（惡）錄法倫參。

川斛三〤　嫩元參〤〥　遠志〤下　小生地三千　麥冬〤六　茯神三千　丹皮〤　生白芍〤〥

麯　虫

八生冷食物不化腸腑停滯脾弱運化失宰腹膨便泄已經瀉虫此屬濕热之因聚治宜苦味勝濕兼佐理痞化痞

土炒川連八分　土炒白术一钱　猪苓钱半　鷄肫皮炙钱半　川楝皮一钱　澤瀉一钱
生白芍五分

仝
七濕热之内聚腹膨瀉虫擬用苦味勝濕

苦川楝皮一钱　土炒白术钱半　茯苓二钱　炒厚樸一钱　川黄柏一钱　澤瀉一钱
南山查钱半　槐米一钱

七二

某　晨勞損陽分怯冷
嫩黄芪　炙草　煨薑　甜冬术　南棗　茯神
防風

某　脉軟潮熱便泄是先後天皆怯
淮山葯　青蒿　製洋参　白扁豆　建蓮　茯苓
苡仁　炙草

七三

集方

截三日方立效

栟柳三钱 川流麻三钱 丁香七粒 烏梅七枚 杏仁七粒

臁瘡膏方

銅綠三钱 淘丹三钱 白枯礬二钱 輕粉三钱 菜油調搓於油紙上夾好攢孔用

鎮驚丸

製半夏七钱 製南星三钱 巴豆霜二钱 輕粉七钱 礞石三钱 薑汁為丸如芥子

硃砂為衣 一用飛滑石為衣

眼癬搓藥 取其金能制木

青黛一钱 爐甘石一钱 銅綠一钱

硃黄散

藥硃三厘 西牛黄二厘 當門子一厘

平胃散

製茅朮二錢　製香附二錢　南查炭二錢　厚樸錢半　陳皮二錢　雞肫皮錢半

必勝丹

炒軍二錢　黑白丑二錢　枳椇炒脆錢半

清金丹

礞石　大黄二錢　黄芩錢半　南星錢半　半夏製錢半

六一散

飛滑石六兩　炙烘草一兩　加雄黄研一兩　即辰砂六一散

聞痧藥

牙皂末　丁香下　麝香五厘　雄黄乂　硃砂五厘

食痧藥

茅朮炒脆乂　雄黄六分　丁香乙卜　麝香五厘　蟾酥末　燒酒浸爛研勻